实用医学检验技术与临床应用

李太彬◎主编

U0254998

四川科学技术出版社

图书在版编目（CIP）数据

实用医学检验技术与临床应用 / 李太彬主编. -- 成都：四川科学技术出版社, 2023.11

ISBN 978-7-5727-1203-6

Ⅰ.①实… Ⅱ.①李… Ⅲ.①临床医学－医学检验

Ⅳ.①R446.1

中国国家版本馆CIP数据核字(2023)第225600号

实用医学检验技术与临床应用

SHIYONG YIXUE JIANYAN JISHU YU LINCHUANG YINGYONG

主　编　李太彬

出品人　程佳月

责任编辑　李珉

助理编辑　刘倩枝

封面设计　中知图印务

责任出版　欧晓春

出版发行　四川科学技术出版社

　　　　　成都市锦江区三色路238号　邮政编码 610023

　　　　　官方微博 http://weibo.com/sckjcbs

　　　　　官方微信公众号 sckjcbs

　　　　　传真 028-86361756

成品尺寸　170 mm×240 mm

印　张　15.75

字　数　315 千

印　刷　天津市天玺印务有限公司

版　次　2023年11月第1版

印　次　2023年11月第1次印刷

定　价　98.00元

ISBN 978-7-5727-1203-6

邮　购　成都市锦江区三色路238号新华之星A座25层　邮政编码:610023

电　话　028-86361770

作者简介

　　李太彬（1972.11—），男，汉族，湖北建始人，主管技师，研究方向是临床检验基础、分子免疫等。任《湖北建始民族药用植物志》编审委员会委员、恩施州医学检验学会常务委员、湖北省中医药学会检验医学专业委员会委员，曾被表彰为"湖北省优秀乡镇卫生院院长"和"全国乡镇卫生院优秀院长"。从事临床检验工作近20年，曾于疫情期间积极参与临床一线核酸采集及核酸检测等工作，多次参与医院临床疑难病例讨论与急危重症患者的救治工作。

前　言

随着基础医学和临床医学的飞速发展，许多新的技术、新的理念、新的管理模式已融入医学检验实践中。医学检验作为"古老"而又"新兴"的边缘学科，近年来发生了本质的变化，从检验技术转变为"检验医学"，其服务范围、学科建设内涵、技术人员的知识结构和专业设置均发生了相应的变化。

现代医学和检验技术的发展，不断为医学检验提供了新的方法。正确地认识和理解医学检验技术的原理和临床意义，并恰当地选用检验项目，对临床医务人员诊断疾病、指导治疗和判断预后有着极其重要的意义。然而，目前介绍医学检验技术及其临床应用知识的书籍尚少，为使临床医生更多地了解检验医学的内涵，合理地选择检验项目，正确地分析数据，准确地使用检验报告，特编写本书。

本书主要针对我国检验医学事业的变化及临床发展的需要编写，旨在探索实用的医学检验技术及其临床应用。本书构思新颖，重点突出，兼具理论高度和可实践性，不仅全面地讲解了医学检验技术相关知识，同时还结合血液的一般检验、排泄物的检验、体液及分泌物的检验深入探究了一些临床常见的实用医学检验技术。此外，为解决医学检验技术相关知识理解不透彻导致的一系列问题，还将临床微生物学检验、临床免疫学检验、临床生物化学检验、临床分子生物学检验部分分别进行分析和解读，希望能为临床医学检验技术的应用提供一些思路。

目 录

第一章 医学检验技术概述

第一节 医学检验技术的类别

一、临床微生物学检验

(一) 微生物和微生物学

微生物是广泛分布于自然界中的一群肉眼看不见、必须借助光学显微镜或电子显微镜放大数百倍、数千倍甚至数万倍才能见到的微小生物。

微生物种类繁多,按其大小、结构和组成分为三类:①原核细胞型微生物,该类微生物的遗传物质为环状裸露的双股脱氧核糖核酸(DNA),无核膜、核仁,细胞器不完善,只有核糖体。②非细胞型微生物,是一类无典型细胞结构的微生物,它们没有产生能量的酶系统,只能在活细胞内生长繁殖。③真核细胞型微生物,具有分化程度高的细胞核,有核膜和核仁,细胞器完整。

微生物广泛分布于水、土壤和空气中,在人和动植物的体表以及与外界相通的人和动物体的消化道、泌尿生殖道等腔道内存在大量的微生物。绝大多数微生物对人类和动植物是有益和必需的,如自然界中氮、碳、硫等元素的循环需要依靠微生物的代谢活动进行,应用微生物可制造菌肥、植物生长素,还可利用微生物感染害虫达到杀死害虫的目的等。随着科学技术的发展,在食品、皮革、纺织、石油、化工和冶金等工业方面,微生物的应用日趋广泛;在环保产业方面,利用微生物降解有机磷、氰化物等可以对污水进行处理;在医药工业方面,抗生素是某些微生物的代谢产物。

微生物学是研究微生物的形态、结构、遗传变异、生命活动规律等生物学特性及其与人类、动植物等相互关系的学科。

(二) 医学微生物学和临床微生物学

医学微生物学是一门基础医学学科,主要研究与医学有关的病原微生物的生物学特性、致病与免疫机制及其特异性诊断和防治方法。

临床微生物学属于医学微生物学范畴。它与临床医学结合密切,侧重于研究快速、准确诊断感染性疾病病原体的策略和方法,为临床诊断提供依据,故又名诊断微生物学。

(三) 临床微生物学的主要任务

1.研究感染性疾病的病原学特征

抗生素的广泛使用导致正常菌群失调及出现耐药菌,加之社会老龄化及免疫抑制剂的使用造成机体免疫功能下降,近年来,感染性疾病的病原体由以前的革兰阳性菌为主向革兰阴性菌转变,机会致病菌和耐药菌代替了原来的致病菌。临床微生物学应加强对机会致病菌、耐药菌的研究,并监测临床感染优势菌的组成和变迁的规律、趋向,不断提高诊疗水平。

2.提供快速、准确的病原体检验

根据临床医生提供的临床诊断和合适的体格检查资料,分析流行病学信息,选择微生物学最佳检验方法,在保证质量的前提下对病原体进行微生物学检测,并及时、正确地解释结果,将其转化为临床信息,为临床诊断和治疗提供科学依据。

3.指导合理应用抗生素

合理应用抗生素是防止耐药菌产生的措施之一。迅速对分离的病原体进行抗生素敏感性分析,参与感染性疾病患者治疗方案的制订,提出进一步合理使用抗生素的建议是临床微生物学检验工作者的又一重要职责。临床微生物学检验工作者必须加强与临床医生的合作,避免盲目使用抗生素,应在充分发挥抗生素治疗作用的同时防止抗生素造成的危害。

4.监控医院感染

近年来,医院感染日益严重,临床微生物学检验工作者必须与临床各科密切联系,监控医院感染的发生,及时、准确地诊断医院感染和采取有效的措施预防和治疗医院感染。

二、临床免疫学检验

临床免疫学是建立在基础免疫学之上的一门学科。随着分子生物学、细胞生物学技术的飞速发展,免疫学的基础性关键理论不断拓展和完善,临床免疫学对相关疾病机制的研究不断深入,进而使临床免疫学检验的内容逐渐丰富。高特异性、高灵敏度、高通量免疫学检验技术的开发与应用,极大地促进了生物高科技产业、药物研制开发、临床诊断等各个领域的发展。

(一) 免疫学概述

1. 免疫

传统的免疫概念认为,免疫是指机体针对病原体的抗感染能力。20世纪中期以后,随着免疫学研究的深入发展,免疫被赋予了新的内涵。现代的免疫是指机体能够识别和清除抗原性异物的一种生理功能。

2. 免疫学

免疫学是研究机体免疫系统结构和功能的学科,主要探讨免疫系统识别抗原后发生免疫应答及清除抗原的规律,并致力于阐明免疫功能异常所致疾病的病理过程及其发生发展机制。免疫学在生命科学和医学中有着重要的地位,其基本理论和技术是预防、诊断和治疗某些免疫相关疾病的基础,已成为当今生命科学的前沿学科和现代医学的支撑学科之一。

3. 免疫系统及其功能

免疫系统是执行免疫功能的物质基础,由免疫器官、免疫细胞及免疫分子构成。它与机体内其他系统相互配合、相互制约,共同维持着机体内环境正常的生理功能及动态平衡。

机体的免疫系统既能够识别和清除外来入侵抗原,又能识别、清除体内发生突变的肿瘤细胞、衰老损伤细胞及其他有害成分等。机体的免疫功能具体表现在以下三个方面:①免疫防御,是指机体防御外界病原体的入侵,清除已入侵的病原体和其他有害物质的功能。免疫防御功能过低或缺乏,可发生免疫缺陷病;若应答过强或持续时间过长,则在清除病原体的同时,可导致机体的组织损伤或功能异常,使机体发生超敏反应。②免疫监视,是指机体及时发现和清除体内出现的"非己"成分的功能,如清除由基因突变而产生的肿瘤细胞及病毒感染的细胞等。免疫监视功能低下,可能导致肿瘤发生和病毒持续感染。③免疫自稳,是指通过免疫耐受和免疫调节两种主要机制来达到免疫系统内环境稳定的功能。一般情况下,免疫系统对自身组织细胞不产生免疫应答,称为免疫耐受。一旦免疫耐受被打破,免疫调节功能紊乱,就会导致自身免疫疾病和过敏性疾病的发生。

(二) 临床免疫学概述

临床免疫学是将免疫学的基础理论和免疫学技术应用于临床疾病的免疫病理机制研究、诊断和鉴别诊断、防治及疗效评价、预后判断等多个分支学科的总称。临床免疫学包括免疫病理学、肿瘤免疫学、感染免疫学、移植免疫学、诊断免疫学、生殖免疫学、免疫治疗学等亚学科,几乎涵盖了临床的各个方面。近年来,基础研究取得的新成果和新进展,让我们对免疫系统和免疫应答的具体机制有了更加整体、全面、清晰的了解,也让我们深入了解到免疫相关重大疾病的具体机制。免疫学基础理论与技术研究的临床转化,促进了免疫学基础理论研究的不断深入和免疫学技术的发展,推动了临床免疫学及相关学科的发展。

(三) 免疫学检验技术的发展历程

免疫学检验技术是医学检验技术专业的一门重要课程。回顾免疫学检验技术的发展历程,其大致经历了免疫学检验技术的早期建立、快速发展及现代化三个阶段。

1.免疫学检验技术的早期建立

免疫学检验技术是随着各种免疫物质的发现而逐步发展起来的。其建立至今已有100多年的历史,早在1883年,俄国动物学家E. Metch-nikoff发现了吞噬细胞的吞噬作用,并提出了原始的细胞免疫学说。19世纪80年代,很多学者在传染病患者和动物免疫血清中发现了抗毒素,这是一种能与病原体或免疫抗原特异性结合的物质(这种物质称为抗体,同时将能引起抗体产生的物质称为抗原)。1894年,波兰细菌学家R. Pfeiffer等发现了溶血素,同年,比利时血清学家J. Bordet发现了补体,由此提出了体液免疫学说。与此同时,人们开始对抗原与抗体之间的血清学反应进行研究。1896年,G. F. Widal等发现,利用伤寒患者血清与伤寒杆菌发生特异性凝集的现象,可有效诊断伤寒,此试验开启了免疫学检验的先河。1897年,R. Kraus发现细菌培养液与其相应的抗血清混合后可发生沉淀现象,同年,P. Ehrlich建立了中和反应技术。1900年,J. Bordet等在研究免疫溶血机制的基础上建立了补体结合试验,同年,K. Landsteiner发现了血液凝集现象,此后血型鉴定成为临床检验中的重要检测项目。1902年,A. Ascoli建立了环状沉淀试验。1905年,H. Bechhold发明了以明胶为介质的沉淀反应。1945年,R. Cooms等建立了用于检测溶血性贫血时红细胞不完全抗体的抗人球蛋白试验。1946年,J. Oudin报道了试管单向免疫扩散试验,随后被改进发展为平板单向放射免疫扩散试验。

由于当时制备的特异性抗体都来源于动物免疫血清,检测的标本也多采用血清,故将这种体外抗原抗体反应称为血清学反应,主要包括凝集反应、沉淀反应、补体结合反应、中和反应等。这些经典的血清学反应为鉴定病原体、检测特异性抗体等提供了可靠的方法,被广泛应用于传染病的诊断和流行病学调查。

2.免疫学检验技术的快速发展

尽管免疫学检验技术的早期建立存在多种缺陷,但其奠定了免疫学检验技术在临床中的应用基础。随着标记技术、分子生物学技术、单克隆抗体技术、基因工程技术等技术的发展,免疫学检验技术取得了快速发展。在保持特异性的基础上,检验技术逐渐凸显出灵敏、定量、快速、简便等优势。

3.免疫学检验技术的现代化

医学检验是随着科学技术的进步和临床医学的发展而不断发展的,从最原始的人工操作发展到目前的自动化、信息化、质控化和标准化工作状态,免疫学检验已成为检验科有机组成的重要部分。进入20世纪

80年代以后,大量现代自动化免疫分析仪器投入使用,使免疫学检验从主要由人工操作(费时、效率低)转变为由计算机控制,由单个标本、单台设备操作向模块化发展,且实现了快速、简便、准确和自动化,并向超微量、高灵敏度、高特异性、更方便、更人性化的方向发展,使得免疫学检验技术服务临床的能力步入更高水平。

伴随着免疫学研究的不断深入,免疫学检验技术也经历了100多年的发展历程,围绕体液、血液的免疫学检验技术得到了迅速的发展,极大地满足了临床需求。令人遗憾的是,细胞免疫方面尤其是用于临床检验的技术发展相对缓慢,有待提高。

(四) 临床免疫学检验的重要作用与地位

临床免疫学检验是医学检验技术专业的重要课程之一,它与临床微生物学检验、临床生物化学检验、临床分子生物学检验等学科既广泛联系,又相互交叉,是医学检验的重要组成部分,已成为医学和生命科学发展的关键技术平台和重要保障。

随着临床免疫学检验技术的发展,临床免疫学检验在临床医学中的应用越来越广泛,已成为临床医生对免疫相关疾病进行分析和诊断的重要方法。根据检验的靶物质的不同,临床免疫学检验大致分为两大类。第一大类是检验免疫活性物质,评价机体免疫功能,如免疫活性细胞、抗原、抗体、补体、细胞因子与细胞黏附分子等;第二大类是利用免疫学检验原理和技术分析体液中其他与免疫非直接相关的微量物质,如激素、酶、血浆微量蛋白、血药浓度、微量元素等。理论上讲,只要能获得该物质的抗体,就可以用免疫学检验技术分析,因此其应用范围极为广泛。总之,由于单克隆抗体技术、基因工程抗体技术、合成多肽技术、新型标记物的出现、自动化设备和信息化管理等形成合力,免疫学检验技术不断提升,在特异性、灵敏度、稳定性等方面取得质的飞跃,且其在发病机制的研究、临床疾病的诊断、治疗方案的调整及预后的判断等应用中发挥着重要作用。

三、临床生物化学检验

临床生物化学检验利用化学和生物化学技术检验人体体液标本,以了解人体在生理、病理状态下物质的组成和代谢,为疾病的预防、诊断、治疗和预后提供依据。其核心是向临床提供准确、可靠、及时的检验报告,满足患者和临床的需求。临床生物化学检验是一门交叉学科,是由化学、生物化学、临床医学等学科交叉融合而逐步发展起来的。

(一) 临床生物化学检验发展历史和现状

1.发展历史

古希腊的 Hippocrates 首次描写了尿液的特征和颜色,Galen 进一步认识到尿液来自机体内的血,因此可用于诊断疾病。之后,人们一直利用感官观察排泄物和分泌物的外观、量、色泽和气味,以作为问诊和体格检查的补充。波斯医学家拉齐总结了尿液观察与疾病诊断的关系,尿液观察成为当时疾病诊断的重要依据。

16 世纪后,随着化学、生物学、物理学的进步,人类开始利用化学方法、生物试验对血液、尿液的理化性质进行检验。1870 年,比色计的发明大大推动了临床生物化学检验的发展,人们开始利用比色计分析血液、尿液中的糖、蛋白质和有机物。20 世纪初,Otto Folin 在哈佛大学医学院建立了临床化学实验室,并在 1908 年提出应该培养临床实验室的专门人才,即"临床化学家"。1918 年,德国的 Leopold Lichtwitz 教授以"临床化学"作为书名公开出版了第一部教科书。1931 年,John Punnett Peters 和 Donald Dexter Van Slyke 出版了两卷以"临床化学"为名的专著,该书全面总结了人体体液成分分析的进展,被当时的医学界奉为临床生物化学领域的经典著作,它标志着临床生物化学检验学科的初步形成。

我国的临床生物化学检验的发展开始于 20 世纪 20 年代。吴宪教授(1893—1959)在北京协和医学院成立生物化学系,开展了体液生物化学分析的系列研究,他用钨酸除去血液样品中所有的蛋白质,开创了用少量血液标本(大约 10 mL)同时检验血液中尿素、肌氨酸、肌酐、尿酸和葡萄糖等多种成分的方法,改变了当时仅一次尿酸检验就需耗血 25 mL 的局面。另外,他还对血液中水与电解质的平衡和蛋白质变性进行了研究。吴宪教授的研究工作大大促进了我国生物化学和临床生物化学检验的发展,堪称这些学科领域的奠基人。

2.发展现状

近年来,随着自动化、信息化等新技术的不断应用,临床生物化学检验已经成为临床实验室中重要的一部分,其发展现状目前呈现出以下几个特点。

(1)检验项目多

几十年前,临床生物化学检验项目还不超过100个,主要是电解质、有机物、蛋白质、酶等的检验。目前临床可开展的临床生物化学检验项目已经超过1 000个,涉及微量蛋白质、激素、微量元素、维生素、多种药物及毒物等项目的检验。

(2)检验速度快

样本周转时间(TAT)是指从医生申请检查至获得检验报告所需的时间。样本周转时间过长会严重影响检验的质量,因此,缩短样本周转时间、加快检验速度一直是临床检验追求的重要目标之一。目前仪器自动化、信息化技术的普及,试剂盒的使用,特别是即时检验(POCT)的迅速发展,大大提高了临床生物化学检验的样本周转时间。

(3)临床实验室自动化

临床实验室自动化是指实验室利用各种自动检验设备和计算机等手段实现样品处理、检验和数据处理的自动化,以此减轻检验人员的手工操作任务,提高工作效率。医学检验是一个连续的过程,包括标本的采集、标本的运送、标本的确认、标本的处理、标本的分析检验、数据的处理、检验结果的审核、检验结果报告及结果解释等。临床实验室自动化就是使此过程中的部分或者大部分自动化。

(二) 临床生物化学检验项目的应用

医学是关于健康和疾病的科学,其核心问题有两个:一是如何理解健康和保持健康;二是如何理解疾病和有效地治疗疾病。生物体是一个由活性物质组成的有机体,其组成成分包括核酸、蛋白质、脂类、糖类、维生素、水及无机盐等。正常的生物化学基础和代谢是健康的基础,而所有的疾病均有生物化学物质和代谢的改变,因此可以通过检验生物化学物质来判断机体是否健康。临床生物化学检验与临床医学的关系非常密切,它们相互促进,共同推动医学的发展。正因为如此,临床上常以检验各类生物化学标志物来反映疾病过程,用于疾病的预防、诊断、治疗及预后判断。

1.临床生物化学检验项目

临床生物化学检验就是检验人体体液中的生物化学物质。人体体液、血液和组织中存在的、可检测的并具有一定临床意义的不同物质或其组合称为临床生物化学检验项目。人体体液、血液和组织中的生物化学物质分为内源性和外源性两类。内源性物质是机体自身存在的或反应性生成的物质,包括核酸、蛋白质、脂类、糖类、维生素、水、无机盐及抗体等。外源性物质是指自身不能合成,而要通过摄取进入体液、血液和组织中的成分,如药物、毒物、兴奋剂等。以前这两类物质比较容易区分,但是现在变得越来越困难,如有的体育运动员服用国际奥林匹克委员会规定的违禁药物促红细胞生成素作为兴奋剂来提高运动成绩,这种物质是通过基因工程生成的外源性物质,但在人体内也存在类似的物质。临床生物化学检验中单一项目的检验有其特定的临床意义,如血糖检验与糖尿病的诊断、肌钙蛋白检验与急性心肌损伤的判断等。有时为了更好地反映机体的状态或确定疾病诊断,常采用生物化学检验项目组合的检验方式,如基础代谢功能检测组合(BMP),如果要更全面地了解机体代谢功能,则可采用综合代谢功能检测组合(CMP)进行检验。此外,还有肝功能、肾功能、电解质、脂类、血气分析等检验项目组合。检验方式是单独项目检验还是项目组合检验,以及如何组合,不是随意确定的,需以循证医学为基础。

2.临床生物化学检验项目的临床价值

人体体液、血液和组织内的生物化学物质很多,能否成为检验项目至少需要同时满足以下两点:一是有可靠的检测方法;二是需要有明确的临床效用,即临床价值。检验项目的临床价值可能涉及疾病的预防、诊断、治疗、预后判断等多个方面。只要一个检验项目在某一方面具有临床价值,我们就认为它是有临床价值的。其临床价值也不是固定的,它会随着医学研究的不断深入而表现出新的临床价值。当然,有些检验项目会被淘汰,而又有新的检验项目不断出现。

(1)在疾病预防中的临床价值

一些生物化学检验项目不能对某一特定疾病作出肯定性诊断,但是可以提示某种疾病可能已经发生,因此它们又被称为筛查试验,这些项目一般都是某些疾病的敏感指标,如甲胎蛋白是原发性肝癌的敏感指标,前列腺特异性抗原是前列腺癌的敏感指标。另一些生物化学检验项目能够提示某种疾病将会发生,即疾病发生的风险增高,因此可以用于疾病发生风险的评估。如超敏C反应蛋白用于心血管疾病的风险评估,如果其血液浓度小于1.0 mg/L为低风险,1.0~3.0 mg/L为中度风险,大于3.0 mg/L为高度风险。甘油三酯、胆固醇对心血管疾病的风险评估也有类似作用。

(2)在疾病诊断中的临床价值

有些生物化学检验项目可以用于疾病的直接诊断,如某些内分泌试验可以直接诊断内分泌疾病,电解质和酸碱平衡指标可用于判断机体失衡状态,空腹血糖和口服葡萄糖耐量试验可用于糖尿病的诊断。有些检验项目可用于鉴别诊断,如同时测定血清碱性磷酸酶、丙氨酸氨基转移酶与胆红素有利于黄疸的鉴别诊断。大部分检验项目可用于疾病的辅助诊断,如肝功能试验、肾功能检查、肿瘤标志物检测等。

(3)在疾病治疗中的临床价值

临床生物化学检验一般采用血液、尿液作为标本,因其取样简单,创伤小,故血液、尿液中的生物化学物质是很好的治疗监测标志物。在治疗监测时,一般需要连续测定某一指标,如糖类抗原15-3(CA15-3)对乳腺癌有很好的治疗监测作用。

有些生物化学检验项目可用于治疗效果的判断。如凝血酶原时间(PT)的国际标准化比值(INR)能够监测口服抗凝药(如华法林)的治疗效果,如INR<1.5,则说明治疗无效;INR为2.0~3.0,说明治疗有效;如果INR>3.0,则说明用量过大。另外,临床生物化学检验对临床制订治疗方案也非常重要。由于每个人都存在个体差异,一种治疗方法可能对某些人群有效,而对另一些人可能完全没有作用,所以需要通过检验项目对不同个体制订不同的治疗方案,此即所谓的个体化医学。例如,对于乳腺癌患者,如果雌激素受体和孕激素受体检测均为阴性,那么内分泌治疗则是无效的。

(4)在疾病预后判断中的临床价值

预后是对某种疾病发展过程和后果的预测。它既包括判断疾病的特定后果,又包括提供时间线索。研究预后的目的是认识疾病发展过程的规律。一般来说,肿瘤标志物的基础水平越高,患者越可能处于癌症晚期,预后会比较差。例如糖类抗原125(CA125)可用于卵巢癌患者的预后判断,手术及治疗前CA125的血清浓度越高,患者的预后就越差。此外,雌激素受体和孕激素受体检测也能反映乳腺癌的预后,如果两者均为阴性,即使血清CA15-3浓度不太高,预后也差,复发机会也较高,治疗效果也不好。

(三) 临床生物化学检验的方法和评价

对疾病的生物化学机制的研究,不仅可以从分子水平上认识疾病,还可以发现健康和疾病时生物化学物质的变化规律,为疾病的诊断和治疗提供依据。

人体内的生物化学物质很多,直接测定人体内的物质比较困难,目前主要通过从人体获取的标本(如血液、尿液、脑脊液等)进行离体检测。因此,临床生物化学检验也属于体外诊断。体外诊断服务于临床实验室,是一个飞速发展的产业,主要包括仪器和试剂盒两种检测手段。体外生物化学诊断仪器包括真空采血系统、生化分析仪、化学发光仪、酶标仪、即时检测的相关仪器等,其技术主要涉及分析化学技术、生物化学技术、光学技术、自动化技术、芯片技术、信息技术等。试剂盒种类繁多,涵盖几乎所有的临床生物化学检验项目,主要是基于分析化学和生物化学技术建立的适合临床的方法,在应用到临床前需要对方法进行系统评价,包括测量精密度、准确度、灵敏度、检出限、特异性等,还需建立测量标准和参考区间。

任何一个生物化学检验用于临床之前都必须经过方法评价和临床应用评价。方法评价主要是解决技术问题,明确某个方法的测量误差,即检验项目的方法是否准确可靠。该检验项目能否用于临床,还必须通过临床应用评价,临床应用评价主要是评价其临床应用的效能,换句话说,即评价该检验项目在临床诊断和治疗决策中到底能起多大作用。用于诊断的任何试验必须具备灵敏度和特异度两个基本特征,二者缺一不可,评价诊断试验的临床效能的核心是明确诊断准确性。

四、临床分子生物学检验

(一) 临床分子生物学检验的概念和发展简史

众所周知,感染性疾病仍然是危害人类健康的常见疾病,引起感染性疾病的病原体体积小、种类多。以病毒为例,病毒是一种极其微小的感染性病原体,其结构简单,仅包含蛋白质和核酸,体积微小甚至可至纳米级。许多病毒可以侵袭人体,感染后引发严重的临床疾病。虽然患者可以通过检测机体中的特异性抗体来判断病毒感染,但是需要数周至数月的反应时间才可检出,尤其对于急性和烈性病毒感染,许多患者在尚未检出抗体时就已经死亡,此时需要进行快速、精准的检验以明确诊断。目前最适宜和最有效的检验方法就是临床分子生物学检验。

临床分子生物学检验是以分子生物学的原理和技术为基础,通过检测生物样本中DNA、核糖核酸(RNA)、蛋白质等生物大分子的量变或质变,为疾病的预防、诊断、治疗和预后提供生物信息和诊疗依据的应用学科。

溯源临床分子生物学检验发展史对启发科学思维和领悟学科内涵具有重要意义。顾名思义,临床分子生物学检验首先是从对各种类型的生物大分子在生物体中的功能和作用的研究中发端的,其学科渊源与生物化学、微生物学、遗传学、细胞生物学、物理学甚至数学等多个学科的蓬勃和交叉发展密切相关。多学科发展汇聚到分子层面,逐渐形成了分子生物学这一独立的学科领域,其所伴生的检测方法和技术应用于临床检验,即形成了临床分子生物学检验。

(二) 临床分子生物学检验的发展趋势

随着生物化学、分子生物学、医用物理学、纳米材料学、生物信息学等相关学科的快速发展,特别是在当前多学科交叉融合、协同发展的大趋势下,临床分子生物学检验的新方法、新技术、新产品不断推出,其临床应用领域也越来越广泛、深入和精准。其未来发展趋势具体表现如下。

1.技术发展迅速

仅以常用的聚合酶链反应(PCR)技术、核酸分子杂交技术、DNA测序等基本技术来考量,目前已经发展出逆转录PCR、实时荧光定量PCR、原位PCR、套式PCR、免疫PCR、等位基因特异性PCR、多重PCR、数字PCR等30余种新技术,各有不同的用途和优势。DNA测序技术已经从第一代、第二代、第三代发展到第四代,其测序的速度、精度已与第一代不可同日而语。

2.方法学研究领域持续深入

微小RNA(miRNA)是细胞中一类分布广泛的非编码小RNA,不同miRNA的分布有组织特异性,其功能是调控基因表达,维持细胞生长、增殖、分化和死亡的正常进行,因此在生理和病理条件下,血浆和其他生物样本中miRNA的含量存在着必然的差异。通过大量的基础和临床研究,miRNA在临床疾病诊断和治疗中的潜在应用价值正在被陆续开发出来,例如细胞中miRNA含量的不稳定可以导致不适当的miRNA调控的靶蛋白表达异常,最后的结果可能是细胞过度增殖,凋亡减少,不能正常分化而形成肿瘤。通过研究正常细胞和发生肿瘤的细胞之间的miRNA谱的差异,能够发现其网络调控的途径和机制,从而为临床诊断、肿瘤分期、新药物靶标寻找等提供实验依据。研究发现miRNA在血浆中非常稳定,甚至可以从甲醛固定、石蜡包埋的样品中再分离出来,这就为miRNA研究最终应用于临床诊疗提供了方法学的可行性支持。

与此同时,各种"组学"技术蓬勃发展,从最开始的基因组学、转录组学、蛋白质组学、代谢组学到后续的健康与疾病状态下的各种差异组学、药物作用差异组学、肠道微生物组学,各种"组学"技术的研究越来越广泛,越来越精细,其研究领域也由经典的宏观向单细胞、微量化发展。在经典蛋白质组学研究中使用到的质谱分析技术已经从实验室走出,广泛应用于临床分子生物学检验。

3.自动化、便捷化、微量化、无创化程度不断提升

临床分子生物学检验已经从传统的纯手工操作模式快速进展到现代化实验室的自动化、规模化和高通量工作模式。从核酸提取纯化仪、高通量荧光定量PCR仪,到各种进口和国产的芯片杂交工作站及各种类型的高通量基因测序仪,临床分子生物学检验实验室的自动化、规模化配置不胜枚举。

随着纳米技术、微流控技术、微电子技术的发展,临床分子生物学检验还同时向便捷化、微量化方向发展。纳米技术与医学的结合,促进了医学研究技术和临床应用技术的发展和革新。应用纳米技术制作的基因检测芯片,只需样本中DNA分子低于1 000个(普通芯片检测样本中需要超过10^6个DNA分子);综合了纳米微球技术、流式细胞技术、微电子技术、核酸分子杂交技术的Luminex多功能液态流式芯片仪,更是把自动化、便捷化、微量化发展到了极致,可以用极少的样本,在极短的时间内,通过一次反应定性和定量检测几十乃至几百个靶标位点。其提前设计好的配套检测微球,可以标记蛋白质、核酸、配体等多种成分,因此其检测的范围可以覆盖人体样本中的特殊蛋白、细胞因子、免疫分子、基因片段等几乎所有研究人员感兴趣的靶标。其精密度、准确度臻于完美,在人类免疫缺陷病毒(HIV)耐药位点联合检测、结核分枝杆菌的耐药位点联合检测、呼吸道病毒联合检测、各种细胞因子联合检测等检验中具有重要价值。

在无创化方面,临床分子生物学检验技术也得到了广泛应用。例如通过孕妇血液中少量的胎儿DNA检测遗传性疾病,可以减少传统的羊水穿刺法造成的高风险和损伤;通过检测患者血液中微量的循环肿瘤DNA或肿瘤细胞,可以预测和判断肿瘤的微小残留、转移和复发等。

4.临床应用领域持续拓展

除外伤等特殊情况外,各种疾病都是由于人体受各种致病因素的影

响,导致机体细胞、组织或器官发生功能紊乱的结果,归根到底,也就是DNA、RNA、蛋白质分子发生异常的结果。因此,分子生物学检验向各个临床学科领域的持续和深入拓展已经成为必然,是多种临床疾病诊疗和研究的重要手段。分子生物学检验所涉及的疾病谱已经从传统的感染性疾病、遗传性疾病延伸到内分泌疾病、心脑血管疾病、免疫紊乱性疾病,甚至精神系统疾病等领域,特别是应用于日渐兴盛的"个体化医学"精准诊疗领域。

5.行业技术管理标准越来越严谨、规范

由于分子生物学检验技术对临床样本的处理有较高要求,检测人员需要经过特殊培训才能从事相关工作。对结果的分析、解读和运用更是需要相关人员具备非常高超、严谨的专业能力。一个检验结果的临床应用涉及标本收集、处理、检测、比对和分析、应用等多个环节的质量控制和标准化操作。为此,国内外制定和颁布了一系列相关的行业技术管理标准和临床应用指南,在国际标准化组织发布的《医学实验室——质量和能力的特殊要求》和中国合格评定国家认可委员会制定的《医学实验室质量和能力认可准则》的对应条款中,对分子生物学检验实验室的建设、专业技术人员的配置、行业资质、技术标准、管理标准、运行机制、生物安全等方面的要求越来越严谨、规范。

第二节　医学检验的重要作用

说起医学检验,很多患者都不陌生。常见的血液、尿液和分泌物等检验均是医学检验的范围。医学检验中对指标数据的分析,能够帮助医生确诊疾病,评估患者的治疗效果及预后。由此可见,医学检验在临床医学治疗中发挥着重要的作用。随着现代医学的持续发展,检验医学已经成为一门独立、重要的学科,如果没有准确的检验数据,很难保证患者疾病的确诊和正确的治疗。

现阶段医学检验在疾病预防、诊断和治疗中都发挥着重要的作用，提升医学检验结果的准确性，对国家整体医疗服务发展有着重要的意义。在当前的医院疾病诊断中，医学检验对于判断疾病、治疗疾病都有重要的作用。医学检验能帮助医生对患者的病情进行早期诊断，对临床治疗决策进行相关指导，对人体健康状况展开评估，遇到流行病时可以进行及时的诊断。但在检验过程中有一些注意事项，如果没有做好这些注意事项，就无法帮助医学检验发挥其应有的作用。

一、医学检验的重要作用——作好早期诊断

我们都知道，疾病的治疗时间是非常重要的，越早治疗，就会得到越好的效果。特别是对于肿瘤疾病、心血管疾病或创伤性疾病，若错过了最佳的治疗时间，会使患者的生命安全受到威胁。很多疾病在发病的最初阶段，是没有典型性症状的，或其症状与其他疾病的症状相似而被忽视，影响患者疾病的治疗。虽然没有症状表现，但是有些关键性指标却已发生变化，早期进行医学检验时，特异性的指标变化能够帮助医生早期确诊疾病，例如，血糖监测指标有助于糖尿病的诊断。虽然一些监测项目不属于特异性指标，但是也能够提供可靠的参考信息，从而帮助医生在评估疾病进展时做出决策。在感染性、代谢性和免疫性等疾病的诊断中，医学检验的作用是其他检查所不可替代的，能够为患者疾病的早期诊断提供准确的信息。

二、医学检验的重要作用——指导临床决策

在一些疾病的治疗中，医生需要通过相关指标的检测来了解患者的治疗效果，如血糖浓度检测等。这些检测数据可以辅助医生在选择治疗药物的种类、剂量等方面做决策。当患者机体相关指标发生变化时，原有的治疗方案也要随之变化；需要调节药物剂量时，也要根据检测的指标作为参考。很多药物在治疗中有毒副作用，如果使用不当，会对患者的肾脏、肝脏或者造血功能等造成损伤，而通过医学检验就能够做好预防，保证治疗的安全。

三、医学检验的重要作用——健康评估应用

随着人们生活习惯的改变和生活节奏的加快,健康问题受到全社会的广泛关注。在日常生活中,人体的一些不健康情况或者亚健康状态是无法透过眼睛直接观察到的,这时借助医学检验就能够做好健康评估,以早期发现身体的不健康情况,并做好有效的改善措施。

四、医学检验的重要作用——流行病的诊断

流行病是各大医疗机构和整个社会高度关注的问题,一旦没有及时发现并采取措施,将会导致大量的传染病患者出现,引发大规模的群众患病或死亡,影响整个社会的稳定。为了做好流行病的预防,也需要通过医学检验进行诊断。

第三节　医学检验中的注意事项

为了准确把控医学检验的结果,为临床诊断提供准确的参考数据,需要做好检验前、检验过程中和检验后的质量控制。对医学检验和临床之间的关系要高度重视,医学检验人员应强化临床意识,提升临床交流能力,帮助临床和医学检验之间保持良好的关系,让医学检验为医疗诊断提供有效的数据支持。

一、做好检验过程的质量控制

对医学检验进行质量控制管理时,要有全局意识,检验的全过程均要加以重视。为了更加快速、准确地对患者的标本进行检验,从而为诊断提供更加科学有效的参考数据,不断对医学检验的质量控制进行强化是非常有必要的。目前,强化医学检验的质量控制主要有如下几点。

其一,医学检验前,医生要准确、清晰地开具检验申请单,注明患者的姓名、年龄、住院信息、诊断方向、标本来源等,特殊情况要重点标记,方便检验人员对患者的检验结果进行判断。

其二，保证送检标本的质量。标本的结果受患者的生理因素、情绪因素等影响，可能会出现结果异常的情况。一定要在患者生理、情绪稳定的情况下进行标本采集，例如，不要在运动后、服用高蛋白饮食后、服用药物后、熬夜及饮酒后检验血液等。如果患者有以上情况，必须要向其说明，避免检验结果受到影响，无法反馈患者的疾病情况。

其三，保证各项仪器设备的良好运行，按照检验规范进行操作，各项试剂要按照说明书进行配制。

其四，第一时间核对检验的结果，及时发现问题并改正。如果发现数据异常，要立即与医生和患者沟通，弄清楚原因，必要时再次采集标本进行检验。

二、标本采集的注意事项

检验人员要再次核定患者的检验申请单，向患者讲解检验的相关注意事项。以血液检验为例，讲解标本采集相关的注意事项，如指导患者应情绪平稳，根据疾病特点及要求指导患者是否需空腹，嘱其取坐位或者卧位采集指尖或肘部静脉血。血液采集前检验人员应规范消毒，不要拍打采血部位，注意止血带的压迫时间。血液采集与存放的器材要符合要求，不得有污染物或溶血等现象的出现。

三、加强检验人员与临床医护人员的沟通

医学检验人员负责标本的采集、检测和出具数据报告，为临床医生的诊断提供咨询，因此，检验人员与临床医护人员的及时、密切沟通是非常重要的。检验工作的目的就是为临床诊断和治疗提供数据参考，使检验结果服务于临床和患者，因此，相关工作人员必须有良好的临床意识，准确定位自己的工作责任。检验人员要根据临床医生开具的检验申请单来选择合适的检验方式，第一时间将检验结果反馈给临床医生，帮助医生合理地使用检测结果，正确地分析疾病。检验人员应根据指标的正常范围、疾病状态下范围和异常数据等，排除可能影响结果准确性的因素，为临床提供可靠的检验数据。当检验人员发现指标有异常，或是值得怀疑时，要马上联系临床医护人员，确定是检测失误还是患者因素。

检验人员要提升自己的专业素养,提升检验的质量,及时与临床医护人员进行沟通,也要主动学习临床疾病的相关知识,只有同时掌握检验专业知识和临床疾病知识,才能够帮助临床进行疾病的正确诊断,避免延误患者疾病的治疗。

在整个医学检验过程中,虽然标本检验占据诊断的大部分时间,但疾病诊断分析前的具体工作全部由医生和护士来完成,这就要求医护人员和检验人员必须加强交流与协作,互相学习、互相理解、互相配合。否则,无论是检验离开了临床,抑或是临床离开了检验,两者都会受到影响,最终影响医院的整体医疗水平。检验人员与临床医护人员一定要多交流、多沟通,检验人员要为临床科室提供被测项目的结果与数据,临床医护人员也要配合检验人员做好检验方面的各项工作。只有检验与临床两个方面的工作配合好了,才能让医学检验工作更好地发展,有助于促进医疗水平的提高,使当前的医疗事业得到健康、稳定的发展。

第二章 血液的一般检验

第一节 血液标本的采集及处理

一、血液标本采集前患者的准备

(一) 饮食

患者在采血前不宜改变饮食习惯,24 h 内不宜饮酒。需要空腹采血的检验项目如血糖、血脂、血黏度等要求至少禁食 8 h,以 12~14 h 为宜,但不宜超过 16 h。宜安排在上午 7:00~9:00 采血。空腹期间可少量饮水。

(二) 运动

采血前 24 h 患者不宜剧烈运动,采血当天患者宜避免情绪激动,采血前宜静息至少 5 min。若需运动后采血,则遵医嘱并告知检验人员。

(三) 采血时间

有些项目的采血时间有特殊要求,如血培养在寒战或发热初起时、抗生素应用之前采集最佳;促肾上腺皮质激素及皮质醇的生理分泌有昼夜节律性,常规采血时间点为 8:00、16:00 和 24:00;女性性激素在生理周期的不同阶段有显著差异,采血日期需遵医嘱,采血前应与患者核对生理周期。

(四) 采血体位

门诊多采用坐位采血,病房多采用卧位采血。体位对某些项目(如肾素、血管紧张素、醛固酮等)的检测结果有明显影响,需采用医嘱要求的体位进行采血。

(五) 输液患者的采血要求

宜在输液结束3 h后采血;对于输注成分代谢缓慢且严重影响检测结果(如脂肪乳剂)的液体时宜在下次输注前采血。紧急情况下必须在输液时采血时,宜在输液的对侧肢体或同侧肢体输液点的远端采血,并告知检验人员。

二、静脉血液标本采集操作

(一) 采血物品的准备

1.采血管

宜使用真空采血管。

2.采血针

常规宜使用直针采血。血培养标本采集时,宜使用蝶翼针。

根据静脉的特点、位置及采血量选择合适的采血针型号,通常选用22G采血针。凝血功能与血小板功能相关检测、采血量大于20 mL时宜使用21G及以下的采血针。

宜使用能够最大限度减少职业暴露的安全型采血针具。如使用注射器采血,宜配备转注装置,并制订减少职业暴露风险的相关规程。

3.止血带

条件允许的情况下宜选用卡扣式止血带;如使用非一次性止血带,宜在每次使用后进行规范消毒。

4.消毒剂

可使用的消毒剂包括(不限于):碘酊与异丙醇复合制剂,葡萄糖酸洗必泰,聚维酮碘与乙醇复合制剂,碘或醋酸氯己定与乙醇复合制剂,75%医用乙醇等。

5.止血用品

应使用无菌棉球、纱布或棉签、低致敏性的医用胶带等止血。

6.垫巾

宜选择一次性垫巾或消毒垫巾。

7.锐器盒

锐器盒宜一次性使用,使用容积不宜超过3/4。

8.个人防护用品

医用手套、口罩及帽子等。

(二) 个人防护

开始采血前应佩戴医用帽子、口罩与手套。宜在完成每一位患者的血液标本采集后更换新的手套；如条件不允许，至少在完成每一位患者的血液标本采集后使用速干手消毒剂进行消毒；如采血过程中手套沾染血液或破损，应及时更换。

(三) 患者身份与准备情况确认

1.患者身份确认

核对患者的姓名、性别、年龄、床号、住院号、诊疗卡等信息，确保患者为被采血者本人。宜使用住院号(有条件的单位使用腕带)、诊疗卡等唯一信息，或至少两种非唯一信息进行身份确认。

2.患者准备情况确认

对饮食、运动、时间、体位、药物等有特殊要求的检测项目，应向患者说明，采血前需根据医嘱核对并确认相关信息。

3.患者过敏史及其他禁忌信息确认

确认患者是否有乳胶过敏、含碘制剂过敏、乙醇过敏或禁用等情况。对乳胶过敏的患者，需使用不含乳胶材料的手套、止血带、医用胶带等物品。对含碘制剂过敏的患者，宜使用75%医用乙醇或其他不含碘剂的消毒剂进行消毒。对乙醇过敏或禁用的患者，可使用碘伏、双氧水等不含乙醇成分的消毒剂进行消毒。

(四) 采血管信息标记

根据检测项目选择合适数量与种类的采血管，其上应标记患者及检测项目信息，宜使用电子条形码进行信息标记。

(五) 采血部位的暴露

1.坐位采血

要求患者侧身坐，上身与地面垂直，将手臂置于稳固的操作台面上，肘关节置于垫巾上，使上臂与前臂呈直线，手掌略低于肘部，充分暴露采血部位。

2.卧位采血

要求患者仰卧,使上臂与前臂呈直线,手掌略低于肘部,充分暴露采血部位。

(六) 穿刺静脉的选择

首选手臂肘前区静脉,优先顺序依次为肘正中静脉、头静脉及贵要静脉。当无法在肘前区的静脉进行采血时,也可选择手背的浅表静脉。全身严重水肿、大面积烧伤等特殊患者无法在肢体找到合适的穿刺静脉时,可选择颈部浅表静脉、股静脉采血。

不宜选用手腕内侧的静脉,因其穿刺疼痛感明显且容易损伤神经和肌腱。不宜选用足踝处的静脉,因其可能会导致静脉炎、局部坏死等并发症。其他不宜选择的静脉包括:乳腺癌根治术后同侧上肢的静脉(3个月后无特殊并发症者可恢复采血),化疗药物注射后的静脉,血液透析患者动静脉造瘘侧手臂的血管,穿刺部位有皮损、炎症、结痂、瘢痕的血管。

(七) 绑扎止血带

止血带绑扎在采血部位上方5.0~7.5 cm的位置,宜在开始采集第一管血液时松开止血带,使用时间不宜超过1 min。如某些情况下止血带需要在一个部位使用超过1 min,宜松开止血带,等待2 min后再重新绑扎。如需绑扎止血带的部位皮肤有破损,宜选择其他的采血部位。

在穿刺时可让患者握拳(不可反复拍打采血部位),使静脉更加充盈,以利于成功穿刺。穿刺成功后宜让患者放松拳头,尽量避免反复进行握拳的动作。

(八) 消毒

以穿刺点为圆心,以圆形方式自内向外进行消毒,消毒范围直径5 cm,消毒2次。消毒剂发挥作用需与皮肤保持接触至少30 s,应待消毒剂自然干燥后再行穿刺。如静脉穿刺比较困难,在消毒后需要重新触摸血管位置,宜在采血部位再次消毒后穿刺。

(九) 静脉穿刺与血液标本采集

(1)使用真空采血系统时,按照说明书的要求组装采血针和持针器;如使用注射器采血,宜在采血前确保注射器内空气已排尽。

(2)在穿刺部位下方握住患者手臂,拇指于穿刺点下方2.5～5.0 cm处向下牵拉皮肤以固定静脉,避免触碰消毒区。

(3)保持针尖斜面向上,使采血针与手臂呈30°左右的角度刺入静脉。静脉穿刺成功后,可在静脉内沿其走向继续将采血针推进一些,保持采血针在静脉内的稳定。

(4)使用真空采血系统时,将持针器推入第一支采血管或将采血针另一端直接连接到采血管(直针采血时利用持针器的侧突可防止采血针在静脉中移动)。等待采血管真空耗竭、血流停止或采集至需要量后从持针器/采血针上拔出采血管,以确保采血量的充足。继续采集时,可将下一支采血管与持针器或采血针连接,并重复上述采血过程。

(5)使用注射器采血时,宜缓慢匀速回抽活塞柄直到活塞达到注射器末端刻度。血液从注射器转注至真空采血管中的顺序与使用真空采血系统采集的顺序相同。不宜拔除真空采血管的胶塞,不宜对注射器活塞施加压力,应由血液自行流入采血管,直到血流停止,以确保正确的血液与添加剂比例,并减少溶血的发生。

(6)使用蝶翼针且仅采集需柠檬酸钠抗凝血的标本时,宜弃去第一支采血管,因其采集的血液用于预充采血组件的管路,故无须完全充满。

(7)特殊情况只能从静脉留置针中采血时,对于凝血功能检测,宜弃去最初的5 mL或6倍管腔体积的血液,对于其他检测,宜弃去最初的2倍管腔体积的血液。

(8)含有添加剂的采血管在血液采集后宜立即轻柔颠倒混匀,混匀次数宜按照产品说明书的要求。不可剧烈振荡混匀,以免发生溶血。

(9)血液标本无法正常采集时的处理:如采血针刺入静脉过深,可略微抽出。如穿刺深度不够,可将采血针向静脉中略推入。不宜在不明静脉走向时盲目探查。如穿刺已成功,采集中途血流突然停止,可能是针尖斜面贴附于血管壁,可将采血针旋转半周。如怀疑真空采血管真空不足,应及时更换采血管。

（10）疑似动脉、神经损伤时的处理:在采血过程中,如穿刺部位快速形成血肿或采血管快速充盈,怀疑穿刺到动脉,应立即终止采血并拔出采血针,按压采血部位5~10 min,直至出血停止。如需要,可在其他部位进行静脉穿刺。在采血过程中,如患者感到在穿刺部位近端或远端有放射性的电击样疼痛、麻刺感或麻木感,怀疑穿刺到神经,应立即终止采血并拔出采血针止血。如需要,可在其他部位进行静脉穿刺。必要时可请临床医生对患者神经损伤程度进行评估及处理。

（11）患者晕厥的应急处理:如患者在采血过程中出现晕厥,宜立即停止采血,拔出采血针并止血;将患者置于平卧位,松开衣领;如怀疑患者因空腹采血出现低血糖,可予以口服糖水;观察患者意识恢复情况及脉搏、呼吸、血压等生命体征,如生命体征不稳定,宜立即呼叫急救人员。有条件的单位可在采血点配置自动体外除颤仪,并培训工作人员熟练使用。

（12）预防标本溶血:消毒后穿刺部位应自然干燥;不可穿过血肿部位采血;如使用注射器采血,宜确保针头牢固地安装在注射器上,以防出现泡沫;使用注射器时避免过度用力抽拉活塞柄;轻柔颠倒混匀含有添加剂的标本。

（十）拔针与穿刺点止血

先松开止血带,从采血针上拔出最后一支采血管,再从静脉拔出采血针。拔出采血针后,在穿刺部位覆盖无菌棉签、棉球或纱布等,按压穿刺点5 min(凝血功能异常的患者宜适当延长时间),直至出血停止。不宜曲肘按压,因其会增加额外的压力,导致出血、淤血、疼痛等情况发生的风险增加。如在正确按压止血的前提下出现血肿或出血持续时间超过5 min,可请临床医生对患者凝血功能进行评估及处理。

对于已形成的血肿或淤青,24 h内可给予冷敷止血,避免该侧肢体提拎重物,24 h后可热敷,以促进淤血吸收。

（十一）医疗废物处理

遵循《医疗卫生机构医疗废物管理办法》和《血源性病原体职业接触防护导则》要求处理医疗废物。

如使用真空采血系统,宜按生产厂家的使用说明开启安全装置,将采血针弃入锐器盒中。如使用注射器,针头不宜重新套上保护鞘,不宜弯曲、折断、剪断针头,也不宜从所在注射器上卸下。

消毒和止血所用的棉球、棉签、纱布等应弃入具有生物危险标识的废物箱。

(十二)采血时间记录

采血完成后应立即使用书面或电子记录的方式,正确记录血液标本的采集时间。

三、抗凝剂的选用

临床血液学检验中常用的抗凝剂有以下3种。

1. 枸橼酸钠

枸橼酸根能与血液中的钙离子结合形成络合物,从而阻止血液凝固。市售枸橼酸钠多含2分子结晶水,相对分子质量为294.12,常用浓度为109 mmol/L(32 g/L)。枸橼酸钠与血液的比例多采用1:9体积混合,常用于凝血试验和红细胞沉降率(简称血沉)测定(魏氏法血沉测定时抗凝剂与血液的比例为1:4体积混合,即抗凝剂0.4 mL加血液1.6 mL)。

2. 乙二胺四乙酸二钾

其抗凝机制与枸橼酸钠相同。全血细胞分析用乙二胺四乙酸二钾1.5~2.2 mg可阻止1 mL血液凝固。适用于全血细胞分析,尤其适用于血小板计数。由于其会影响血小板聚集及凝血因子,故不适合做凝血试验和血小板功能检查。

3. 肝素

肝素是一种含有硫酸基团的糖胺聚糖,相对分子质量为15 000,与抗凝血酶结合,可促进其对凝血因子和凝血酶活性的抑制,抑制血小板聚集,从而达到抗凝作用。通常用肝素钠盐或锂盐粉剂配成1 g/L肝素水溶液,即每毫升含肝素1 mg。常用于血细胞比容测定,不适合凝血试验和血液学一般检查。

四、血液标本的处理

血液是人体重要的组成成分,其检验值对临床有重要的应用价值。临床中,将采集的血液标本进行生化指标检验后,检验结果能协助医生对患者的疾病作出正确的诊断、治疗和预后评定。生化指标的检验结果具有重要意义,如血清总蛋白可监测人体营养状态;甘油三酯升高多见于高脂血症、动脉粥样硬化、冠心病、糖尿病等;总胆红素用于胆道及肝脏疾病等的诊断,直接胆红素升高可见于溶血性疾病等引发的黄疸;血清总胆固醇作为血液中全部脂蛋白所含胆固醇的总和,其值升高常见于肾病综合征、动脉粥样硬化、胆总管阻塞、黏液性水肿等,降低见于甲状腺功能亢进、急性重症肝炎等;血尿素氮作为机体氨的主要代谢产物,其值升高提示人体的肾功能可能出现障碍。

临床检验过程中,若有一项环节出现失误均会影响判定结果,从而延误患者的治疗。在对血液进行采集和存放期间,影响其成分的因素较多,且由于该类因素不易被察觉和重视,会致使部分血液生化指标检验结果不正确,因而对血液标本的处理方式应引起重视。在对血液生化指标实施检测前,保证标本的质量是提高检验结果正确率的重要前提,对医生的临床诊断具有重要价值。

在采集或检测血液标本期间,应确保各环节的准确性、有效性。影响血液标本质量的因素较多,如采集标本的时间、采集血液后放置的时间等。除去急诊处理和特殊项目外,一般采集血液的时间为清晨或在进食后的 12 h,原因为检测指标的参考值是以空腹条件下作为标准的,故按照此时间采集血液能确保检验条件的统一性,防止偏差;此外,还可避免由于饭后血液内部分生化指标波动造成的结果偏差。

若将血液标本留置时间过久,其中的红细胞会外渗进而出现溶血,如溶血现象发生,细胞中高浓度成分将扩散至血清中,致使部分血清成分浓度升高,从而造成检测结果不准确。总之,在采集血液标本时需注意,应于患者空腹的情况下进行采集,对采集到的血液标本需及时实施检测,如无法在规定时间内检测所采集的血液标本,应及时放入冰箱储存。此外,相关仪器、试剂也可能影响检测的准确度,故需对使用的仪器及试剂按时进行检查,保证其能正常使用,避免由于仪器或试剂等外界不良因素导致血液标本检测出现误差。

因此,正确采集血液标本后需及时送检,或通过离心技术分离血液标本的血清,然后放置于保存箱或冰箱中储存,以防血液标本被破坏而导致检测结果不准确或错误。

第二节　血红蛋白的检验

一、氰化高铁血红蛋白测定法

(一) 氰化高铁血红蛋白测定法原理

血红蛋白(除硫化血红蛋白外)中的亚铁离子(Fe^{2+})被高铁氰化钾氧化成高铁离子(Fe^{3+}),血红蛋白转化成高铁血红蛋白。高铁血红蛋白与氰化钾中的氰离子结合,生成稳定的氰化高铁血红蛋白(HiCN)。HiCN在波长540 nm处有一个较宽的吸收峰,它在540 nm处的吸光度同它在溶液中的浓度呈正比。常规测定可从HiCN参考液制作的标准曲线上读取结果。

(二) 氰化高铁血红蛋白测定法的注意事项

(1)血红蛋白测定方法很多,但无论采用何种方法,都必须溯源至HiCN的结果。

(2)HiCN试剂应贮存在棕色硼硅有塞玻璃瓶中,不能贮存于塑料瓶中,否则会使氰离子丢失,造成测定结果偏低。

(3)HiCN试剂应置于4~10℃条件下保存,不能放于0℃以下环境中保存,因为结冰会引起试剂失效。

(4)HiCN试剂应保持新鲜,至少一个月配制一次。

(5)氰化钾是剧毒品,配制试剂时要严格按剧毒品管理程序操作。

(6)高脂血症或标本中存在大量脂质可产生浑浊,引起血红蛋白假性升高。白细胞计数>$20×10^9$/L、血小板计数>$700×10^9$/L及球蛋白异常增高也可出现浑浊,均可使血红蛋白假性升高。煤气中毒或大量吸烟引起血液内碳氧血红蛋白增多,也可使测定值增高。若因白细胞数过多引起浑浊,可离心后取上清液比色;若因球蛋白异常增高引起浑浊,可向比色液中加入少许固体氯化钠(约0.25 g)或碳酸钾(约0.1 g),混匀后可使溶液澄清。

(7)测定后的HiCN比色液不能与酸性溶液混合,因为氰化钾遇酸可产生有剧毒的氢氰酸气体。

(8)为防止氰化钾污染环境,比色测定后的废液应集中于广口瓶中除毒处理。

(9)HiCN参考液的纯度检查:波长450~750 nm的吸收光谱曲线形态峰值在540 nm,谷值在504 nm;波长为540 nm和504 nm的吸光度比值应为1.59~1.63;用HiCN试剂作为空白对照,波长710~800 nm处,比色杯光径为1 cm时,吸光度应小于0.002。

二、十二烷基硫酸钠血红蛋白测定法

由于HiCN试剂中含剧毒的氰化钾会污染环境,对环境保护不利。为此,各国均相继研发不含氰化钾的测定血红蛋白的试剂,如十二烷基硫酸钠血红蛋白(SDS-Hb),现已被应用于血细胞分析仪上,但其标准应溯源到HiCN量值。

(一) 十二烷基硫酸钠血红蛋白测定法原理

除硫化血红蛋白外,血液中各种血红蛋白均可与十二烷基硫酸钠(SDS)作用,生成棕红色的SDS-Hb化合物。SDS-Hb波峰在538 nm,波谷在500 nm。本法可用HiCN法标定的新鲜血液,再制备本法的标准曲线。

(二) 十二烷基硫酸钠血红蛋白测定法的注意事项

注意选用化学纯试剂以上的优质十二烷基硫酸钠。本法配方溶血力很强,因此不能用同一管测定液同时测定血红蛋白和白细胞计数。

第三节 红细胞的检验

一、红细胞计数

(一)红细胞计数检验原理

用红细胞等渗稀释液将血液按一定倍数稀释,充入计数板后在显微镜下计数一定体积内的红细胞数,换算求出每升血液中红细胞的数量。

(二)红细胞计数检验的注意事项

(1)采血时不能挤压过甚,因此,针刺深度必须适当。

(2)稀释液要过滤,试管、计数板均须清洁,以免将杂质、微粒等误认为红细胞。

(3)参考范围数值内,两次红细胞计数相差不得超过5%。

(4)不允许以血红蛋白浓度来折算红细胞计数。

(三)红细胞计数检验的临床意义

一般情况下,红细胞计数与血红蛋白浓度之间有一定的比例关系。但在病理情况下,此比例关系会被打破,因此,同时测定二者,对贫血的诊断和鉴别诊断有帮助。

二、红细胞形态学检查

各种贫血患者红细胞形态和着色有不同程度的改变,观察外周血红细胞形态有助于贫血的诊断和鉴别诊断。外周血红细胞形态变化有以下几种类型。

(一)大小异常

正常红细胞大小较为一致,直径为6.7～7.7 μm。在各种贫血时,红细胞可出现大小不一。凡直径 > 10 μm 者称大红细胞, > 15 μm 者称巨红细胞,常见于巨幼细胞贫血、肝脏疾病等;直径 < 6 μm 者称为小红细胞,多见于缺铁性贫血等疾病。

(二) 形状异常

1.球形红细胞

红细胞直径通常 < 6 μm,厚度增加通常 > 2.6 μm,因而红细胞呈小圆球形,细胞中心区血红蛋白含量较正常红细胞多。常见于遗传性球形细胞增多症、自身免疫性溶血性贫血、异常血红蛋白病等。

2.椭圆形红细胞

红细胞呈椭圆形,短径缩短,长径增大,有时可呈畸形。正常人血液中也可见到,但不超过15%。这种红细胞形态异常主要见于遗传性椭圆形红细胞增多症,一般要高于25%才有诊断价值。

3.靶形红细胞

靶形红细胞比正常红细胞扁薄,中心有少许血红蛋白,部分可与周围的血红蛋白连接,边缘部染色深,故呈靶状。主要见于珠蛋白生成障碍性贫血、肝病、脾切除术后及阻塞性黄疸等。

4.镰形红细胞

细胞狭长似镰刀,也可呈麦粒状或冬青叶样。主要见于镰状细胞性贫血。

5.口形红细胞

红细胞淡染区呈裂口状狭孔,在正常人血液中的含量 < 4%。主要见于遗传性口形红细胞增多症、溶血性贫血等。

6.棘红细胞

棘红细胞是一种带刺的红细胞,细胞表面呈针刺状或尖刺状。见于棘红细胞增多症、严重肝病或制片不当等。

7.锯齿状红细胞

锯齿状红细胞也称短棘形细胞,细胞周边呈钝锯齿形,突起分布较均匀。主要见于尿毒症、丙酮酸激酶缺乏症、阵发性睡眠性血红蛋白尿症等。

8.裂片红细胞

裂片红细胞指红细胞碎片,包括盔形红细胞等。多见于弥散性血管内凝血(DIC)和微血管病性溶血性贫血等疾病,也可见于化学中毒、肾功能不全、血栓性血小板减少性紫癜等。

(三) 血红蛋白含量异常

1. 低色素性

红细胞中心淡染区扩大，整个红细胞染色淡，多见于缺铁性贫血、地中海贫血及其他血红蛋白病。

2. 高色素性

中心淡染区不见，整个红细胞着色较深，多见于溶血性贫血及巨幼细胞贫血。

3. 嗜多色性

红细胞经瑞氏染色染成灰蓝色、灰红色或淡灰色，胞体较正常红细胞稍大。这是一种尚未完全成熟的网织红细胞，多色性物质是核糖体，随着细胞的成熟而逐渐消失。主要见于各种增生性贫血。

(四) 结构异常

1. 嗜碱性点彩红细胞

用亚甲基蓝染色(或瑞氏染色)，成熟红细胞胞质内有散在的灰蓝色嗜碱性颗粒，外周血中点彩红细胞增多，表示贫血时骨髓再生旺盛或有紊乱现象，某些重金属中毒时可大量出现。

2. 卡波环

成熟红细胞胞质内有染成紫红色的细线状环，呈圆形或"8"字形，可能是核膜的残余物所致，见于恶性贫血、溶血性贫血、铅中毒等。

3. 染色质小体

成熟红细胞胞质中含有紫红色圆形小体，大小不等，数量不一，可能是残留的核染色质微粒。见于溶血性贫血、脾切除术后、巨幼细胞贫血、恶性贫血等。

4. 有核红细胞

正常成人血涂片中不会出现。新生儿出生一周内可能有少量有核红细胞出现。溶血性贫血，急、慢性白血病，红白血病，髓外造血及严重缺氧等在外周血涂片中常见到有核红细胞。

第四节 白细胞的检验

一、白细胞计数

(一) 白细胞计数检验原理

血液经白细胞稀释液稀释,成熟红细胞全部被溶解破坏后,充入计数板内,在普通光学显微镜下计数一定体积内的白细胞数量,换算出每升血液中的白细胞数量。

(二) 白细胞计数检验注意事项

(1)采血时不能挤压过甚,因此针刺深度必须适当。

(2)小试管、计数板均须清洁,以免将杂质、微粒等误认为白细胞。

(3)白细胞总数在参考范围内,各大方格间的细胞数不得相差8个以上,两次重复计数误差不得超过10%。

(4)白细胞数量过高时,可加大稀释倍数;白细胞数量过低时,可计数8个大方格的白细胞数或加大取血量。

(5)一些贫血患者血液中有核红细胞增多,会被当作白细胞计数,应予校正除去。

二、白细胞分类计数

(一) 白细胞分类计数检验原理

把血液制成薄膜涂片,用瑞氏或瑞氏-姬姆萨复合染色液染色,在油镜下根据各类白细胞形态学特征予以分类计数,得出各类白细胞的相对比值,同时应观察白细胞的形态变化。

(二) 白细胞分类计数注意事项

(1)分类计数时应从血涂片体、尾交界处边缘向中央依次上下呈城垛样迂回移动,计数时不能重复和遗漏视野。

(2)白细胞数明显减少的血涂片,应检查多张血涂片。

（3）分类计数见有核红细胞，不计入100个白细胞内，以分类计数100个白细胞过程中见到多少有核红细胞报告，并注明所属阶段。

（4）除某些病理情况（如慢性淋巴细胞白血病）外，破碎细胞或不能被识别的细胞的数量不超过白细胞总数的2%。若破碎细胞仍能明确鉴别，如破碎的嗜酸性粒细胞，应包括在分类计数中。在结果报告中应对破碎细胞或不能被识别的细胞做适当描述。

（5）分类计数中应注意观察成熟红细胞及血小板的形态、染色及分布情况，注意有无寄生虫和其他异常情况。

（6）白细胞形态变化较大，遇有疑问，应请示上级主管或主任进行核实，以减少错误。

第五节 血小板计数的检验

一、血小板计数的检验原理

将血液用适当的稀释液进行稀释，混匀后充入计数板内，在显微镜下计数一定体积内的血小板数量，经过换算得出每升血液中的血小板数量。

二、血小板计数的检验注意事项

（1）应防止稀释液被微粒和细菌污染，配成后应过滤。试管及吸管等也应保持清洁、干净。

（2）针刺应稍深，使血流通畅。拭去第一滴血后，应首先采血用作血小板计数。采血操作应迅速，防止血小板聚集。采集标本后应在1 h内计数完毕，以免影响结果。

（3）血液加入稀释液内要充分混匀，充入计数板后一定要静置10~15 min。室温高时注意保持计数板周围的湿度，以免水分蒸发而影响计数结果。

（4）计数时光线要适中，不可太强，应注意与有折光性的血小板和杂质、灰尘相区别。附在血细胞旁边的血小板也要注意,不要漏数。

(5)用位相显微镜计数效果更佳,计数更准确。

第六节 红细胞沉降率的检验

一、魏氏测定法

(一)魏氏测定法检验原理

将枸橼酸钠抗凝血液置于特制刻度血沉管内,在室温下垂直立于血沉架1 h后,读取的上层血浆高度的毫米数值即为红细胞沉降率。

(二)魏氏测定法检验注意事项

(1)目前全血细胞分析均采用乙二胺四乙酸二钾抗凝血。Gambino提出用乙二胺四乙酸抗凝血也可做红细胞沉降率检测,在检测红细胞沉降率前,可用生理盐水或0.109 mol/L枸橼酸钠溶液将乙二胺四乙酸抗凝血以1:4体积稀释,并立即混匀,置于血沉管内,在室温下垂直立于血沉架1 h后,读取上层血浆高度的毫米数值。它与魏氏测定法有良好的相关性。

(2)红细胞在单位时间内下沉速度与血浆蛋白的量和质,血浆中脂类的量和质,红细胞大小、数量、是否成串钱状聚集以及血沉管的内径、清洁度、放置是否垂直,室温高低等因素有关。

(3)抗凝剂与血液的比例要准确,抗凝剂与血液体积之比为1:4。

(4)应在采血后3 h内测定红细胞沉降率,测定前要充分混匀。

(5)血沉管要干燥、洁净,血沉架必须稳固,血沉管放置要垂直。血沉管直立后不允许漏血,以免污染周围。

(6)室温过低、过高时,对结果都有影响。为此,红细胞沉降率测定时要求室温为18～25℃,在测定期内温度不可上下波动,应稳定在±1℃之内。室温过高时红细胞沉降率加快,可以按温度系数校正。室温过低时红细胞沉降率减慢,无法校正。

二、自动血沉仪测定法

(一) 自动血沉仪测定法检验原理

红细胞下沉可分为三期。第一期为形成串钱期,沉降较慢,一般为5~20 min,快者5~10 min;第二期为快速期,沉降较快;第三期为堆积期,红细胞堆积于管底。全自动血沉仪采用红外线定时扫描检测,可记录红细胞下沉全过程,并显示和打印出报告,以便动态分析。仪器还能对多个标本同时进行扫描检测。

(二) 自动血沉仪测定法检验注意事项

(1)与魏氏检测法的要求一致。

(2)检测标本应全过程封闭,避免污染。

第七节 血液流变学的检验

一、全血黏度测定

全血黏度是衡量血液流动性的指标,黏度越大,流动性越小,反之越大。全血黏度主要由血细胞比容、红细胞聚集性、红细胞变形性、红细胞表面电荷、血浆黏度、纤维蛋白原含量以及白细胞、血小板流动性等血液内在因素决定;测量条件如温度、pH值、渗透压、标本存放时间、抗凝剂类型、检测方法和仪器等都会影响测定结果。目前常用于全血黏度测定的仪器主要有两大类:毛细管黏度计和旋转式黏度计。

(一) 毛细管黏度计法测定

毛细管黏度计法是指一定量的液体,在一定压力的驱动下,通过一定管径的毛细管所需的时间来计算液体的黏度的方法。

由于全血黏度受各种因素的影响,即使应用通用的仪器和标准化的操作方法也难以获得一致的参考范围,因此不同的实验室应具有自己的参考范围。

(二) 旋转式黏度计法测定

在被测样品中有一个同轴的锥体,当样品槽旋转时,样品越黏,样品传入锥体的扭矩越大,故检测锥体受力的大小可得出样品的黏度。

二、血浆黏度测定 (毛细管黏度计法)

血浆中含有各种蛋白质、脂类和电解质,其中蛋白质对血浆黏度的影响最大,这主要取决于蛋白质分子的大小、形状和浓度。纤维蛋白原对血浆黏度的影响最大,球蛋白次之,白蛋白影响最小。此外,蛋白质还通过与红细胞相互作用,引起红细胞聚集性增加和变形性降低,进而引起血液黏度升高。用于血浆黏度测定的毛细管黏度计的结构和测量原理同全血黏度测定。

三、红细胞聚集性测定 (红细胞沉降法)

当红细胞聚集时,随着红细胞聚集体的形成及其比重的增加,红细胞沉降率明显加快。红细胞沉降率在一定程度上反映红细胞的聚集性,但受血细胞比容、血浆黏度、红细胞表面电荷、温度以及血浆与细胞之间密度差等因素的影响。因此可利用血沉方程求出 K(为方程常数)值,用 K 值估计红细胞的聚集性。

K 值增高,说明红细胞聚集性增加。K 值正常而红细胞沉降率加快,说明血细胞比容减低;红细胞沉降率加快伴 K 值增大,可肯定红细胞沉降率加快;红细胞沉降率正常且 K 值正常,可肯定红细胞沉降率正常;红细胞沉降率正常,而 K 值增大,则可肯定红细胞沉降率加快。

四、红细胞变形性测定

(一) 黏性检测法

血液的表观黏度随切变率升高而降低,高切变率下血液的表观黏度主要由红细胞的变形性决定。在血细胞比容、血浆黏度和切变率相同时,表观黏度降低者,红细胞的平均变形性越好。因此,测量血液在高切变率下的表观黏度及相应的血浆黏度和血细胞比容值,可间接估计红细胞的平均变形性。

（二）微孔滤过法

微孔滤过法是目前国内外广泛采用的方法。在正常状态下红细胞很容易通过比自身直径小的孔道。在病理状态下红细胞变形能力下降，其通过微细孔道的阻力增加。微孔滤过法就是采用测量红细胞通过滤膜上微孔（3～5 μm）的能力的办法来反映红细胞变形性。红细胞滤过仪主要由滤膜、负压发生系统和控温三大部分组成。

五、红细胞表面电荷测定（红细胞电泳法）

细胞电泳技术是通过测量细胞在电场中的泳动来反映细胞表面电荷，进而研究细胞的表面结构和功能的技术。将红细胞悬浮于生理盐水或自身血浆中，在电场的作用下，借助显微镜观察红细胞的电泳速度。由于红细胞表面带有负电荷，因此，红细胞向正极移动，电泳速度与其表面负电荷的密度大小呈正比。

红细胞表面带负电荷，在电场中向正极移动，此即红细胞电泳。若红细胞表面电荷减少或丧失，导致红细胞间的静电斥力减少，会使红细胞聚集性增加，形成串联、堆集现象，使血流减慢。见于冠心病、脑血栓、糖尿病、脉管炎、骨髓增生症等疾病。

六、血液流变学检验的影响因素

（一）采血与抗凝剂的影响

采血方式不当可引起黏度测定误差。根据国际血液学标准化委员会（ICSH）的建议，止血带压迫的时间应尽可能缩短，针尖插入血管后，应在止血带松开5 s后开始抽血，抽血时用力不宜过猛。抗凝剂以用肝素（10~20 U/mL）或乙二胺四乙酸二钠（1.5 g/L）为宜。为防止对血液的稀释作用，应采用固体抗凝剂，若采用液体抗凝剂，应提高抗凝剂的浓度，以减少加入液体的量。

（二）血样存放时间的影响

采血后应立即进行测试，在室温下存放时间过长，会引起测量结果偏高，最好于4 h内完成测试，若存于4℃冰箱可延长至12 h。血样不宜在0℃以下环境存放，因为在冷冻条件下红细胞会发生破裂。

(三) 生命节律的影响

人体在24 h内血液黏度呈现规律性的变化,一般有两次高峰,分别在11:00和20:00。进食会引起血细胞比容和血浆成分的变化,因此,采血时间以清晨空腹为宜。

(四) 血细胞比容的影响

血液是由血细胞和血浆组成的,其黏度受血浆和血细胞质与量的影响。红细胞是血液中最主要的有形成分,对血液黏度的影响最大,全血黏度随血细胞比容的增加呈指数上升。为排除血细胞比容变化对血液黏度的影响,引入了还原黏度的概念,它表示因血细胞单位比容变化引起的血黏度的增加。

由于在低切变率下,血液黏度主要受红细胞聚集的影响;高切变率时,血液黏度主要受红细胞变形性的影响。因此,若低切变率情况下还原黏度升高,表明红细胞聚集性升高;若高切变率时还原黏度升高,表明红细胞变形性降低。

(五) 残留液的影响

每测量一血样后,毛细管内壁上会残留一薄层液体,它将会影响下一血样的黏度测定,需以第二血样冲洗。在实际测量中也可采用加入过量的第二血样的方法,使其先流入的液体冲洗毛细管,带走残留层液体。

(六) 表面张力的影响

在毛细管黏度计中,无论是在流体前端的凸液面,还是在流体尾部的凹液面,都会由于液体表面张力而产生一种与驱动力方向相反的力,从而影响黏度测量的结果。为减少表面张力的影响,可以采用较大口径的毛细管。

七、血液流变学检验的临床应用

血液流变学检验对疾病的诊断、疗效观察和预后判断有一定的参考价值,但由于存在着许多影响因素和有待解决的问题,使血液流变学的临床应用受到限制。

(一) 高血压

原发性高血压患者全血黏度、血浆黏度、血细胞比容和纤维蛋白原升高。低切变率时,全血黏度与血压明显相关,高血压时由于红细胞变形性降低和全血黏度升高,导致高血压患者血液循环阻力增加,血流减慢,组织血液灌注不足。

(二) 动脉粥样硬化

动脉粥样硬化不仅与血管壁受损、脂质代谢紊乱和血液凝固性增强有关,还与血液流变学有关。血管弯曲可影响血液流动,或使血管内应力增加,导致血管内皮细胞受损、通透性增加、血液黏度增高、血液淤滞、纤维蛋白网形成、血管平滑肌增生和血小板激活等,可能会导致动脉粥样硬化。

(三) 心肌梗死和心绞痛

心肌梗死和心绞痛患者红细胞的聚集性增强、红细胞变形能力降低、白细胞数升高、白细胞滤过性降低、血浆黏度升高、血浆纤维蛋白原和球蛋白升高。

(四) 脑梗死

大量临床研究表明,脑血管病变尤其是脑梗死急性发作期的患者,全血黏度、血浆黏度和血细胞比容升高,细胞变形性降低,血小板自发性聚集率升高,纤维蛋白原的水平升高。

(五) 肺源性心脏病

患者的血细胞比容升高,导致血黏度升高、血流阻力增大、组织血液灌注减少、组织缺氧,进而导致酸中毒,可引起红细胞内黏度增加、红细胞变硬、红细胞变形能力降低。若伴感染,可使免疫球蛋白升高,又加重血液流变学的改变。

(六) 血液病

镰状细胞性贫血、遗传性球形和椭圆形红细胞增多症、血红蛋白病、血小板增多症等血液病都有特殊的血液流变学异常,是引起血栓的重要因素之一。

第三章 排泄物的检验

第一节 尿液的检验

一、一般性状检查

(一) 尿量

检验标本:24 h尿液。

送检要求:按每升尿液加5 mL甲苯送检。

参考区间:健康成人1~2 L/24 h;小儿按体重计算,为成人尿量的3~4倍。

临床意义:

1.尿量增多

①生理性尿量增多见于饮水过多,食用含水量多的食物或精神紧张。②病理性尿量增多常见于糖尿病、尿崩症、慢性肾小球肾炎、神经性多尿等。

2.尿量减少

①生理性尿量减少见于饮水少、出汗多等。②病理性尿量减少常见于休克、脱水、严重烧伤、心功能不全、尿毒症、急慢性肾衰竭等。

(二) 气味

检验标本:尿液。

送检要求:采集新鲜尿液,及时送检。

参考区间:新鲜尿液有微弱的芳香味。

临床意义:慢性膀胱炎、尿潴留、尿液放置过久时细菌分解尿素生成氨,尿液有氨臭味;泌尿系统化脓性感染时尿液有腐臭味;膀胱—直肠瘘时尿液有粪便味;糖尿病酮症酸中毒时尿液可有烂苹果味。

(三) 尿色

检验标本:尿液。

送检要求:采集新鲜尿液,及时送检。

参考区间:淡黄色。

临床意义:①黄色尿液,见于服用某些药物(维生素 B_2、呋喃妥因、米帕林)及食用大量胡萝卜等。②黄褐色尿液,见于胆红素(泡沫为黄色)尿等。③淡红色至红色尿液,见于血尿、血红蛋白尿。④黑褐色尿液,见于变性血红蛋白尿、黑酸尿症。⑤乳白色尿液,见于丝虫病(乳糜尿)、尿路感染(脓尿)。⑥蓝色尿液,见于尿布蓝染综合征。

(四) 透明度

检验标本:尿液。

送检要求:采集新鲜尿液,及时送检。

参考区间:清晰,透明。

临床意义:①乳糜样见于乳糜尿。②浑浊见于脓尿、血尿、结晶尿。

二、尿液14项分析

(一) 酸碱度

检验方法:试带法。

样本类型:尿液。

送检要求:患者自行留取新鲜尿液(以清晨空腹第1次尿液为宜),1 h内送检。

参考区间:晨尿,pH值为5.5 ~ 6.5;随机尿,pH值为4.5 ~ 8.0。

临床意义:①pH值增高,多见于久置腐败尿、泌尿系统感染、脓血尿、尿结石。②pH值降低,多见于酸中毒、服用氯化铵等酸性药物、发热、糖尿病等。

正常尿液可呈弱酸性(pH值=6.0),但因饮食种类不同,pH值波动范围可为5.4 ~ 8.4。肉食为主者尿液为酸性,素食为主者可致尿液偏碱性。

（二）尿胆原

检验方法：试带法。

样本类型：尿液。

送检要求：患者自行留取新鲜尿液（以清晨空腹第1次尿液为宜），1 h内送检。

参考区间：正常人为阴性或弱阳性反应，尿液用20倍液体稀释后多为阴性。

临床意义：尿胆原阳性，常见于完全梗阻性黄疸。

（三）尿白细胞

检验方法：试带法。

样本类型：尿液。

送检要求：患者自行留取新鲜尿液（以清晨空腹第1次尿液为宜），1 h内送检。

参考区间：阴性。

临床意义：尿白细胞阳性见于泌尿系统感染（肾盂肾炎、膀胱炎、尿道炎、前列腺炎等）、泌尿系统结石、泌尿系统结核及肿瘤等。妇女生殖系统有炎症时，若有阴道分泌物混入尿液中，亦可见白细胞，其特点是除可见白细胞外，还有成团的脓细胞，并伴有大量扁平上皮细胞。

（四）尿糖

检验方法：试带法。

样本类型：尿液。

送检要求：患者自行留取新鲜尿液（以清晨空腹第1次尿液为宜），1 h内送检。

参考区间：阴性。

临床意义：尿糖阳性见于糖尿病、肾性糖尿病、甲状腺功能亢进症等；服用大量含糖食品、碳水化合物或注射大量葡萄糖及情绪激动等也可致阳性反应。

(五) 尿酮体

检验方法:试带法。

样本类型:尿液。

送检要求:患者自行留取新鲜尿液(以清晨空腹第1次尿液为宜),1 h内送检。

参考区间:阴性。

临床意义:严重、未治疗的糖尿病酮症酸中毒患者尿酮体呈强阳性反应;妊娠剧吐、长期饥饿、营养不良、剧烈运动后可呈阳性反应。

(六) 尿蛋白

检验方法:试带法。

样本类型:尿液。

送检要求:患者自行留取新鲜尿液(以清晨空腹第1次尿液为宜),1 h内送检。

参考区间:阴性。

临床意义:①生理性增高见于高蛋白饮食、剧烈运动和情绪激动等。②病理性增高见于原发性肾小球肾炎、尿路感染、肾结核、狼疮性肾炎、前列腺炎等。试带法仅适用于肾病筛查,不适用于肾病疗效观察、预后判断及病情轻重的估计。

(七) 尿胆红素

检验方法:试带法。

样本类型:尿液。

送检要求:患者自行留取新鲜尿液(以清晨空腹第1次尿液为宜),1 h内送检。

参考区间:阴性。

临床意义:尿胆红素阳性见于肝细胞性或胆汁淤积性黄疸。溶血性黄疸患者的尿液中一般不见胆红素。尿中含有高浓度的维生素C(> 0.5 g/L)和硝酸盐时可出现假阴性结果;当患者接受大剂量的氯丙嗪治疗以及尿中含有盐酸苯偶氮吡啶(泌尿道止痛药)的代谢物时,可出现假阳性结果。

(八) 尿血红蛋白

检验方法:试带法。

样本类型:尿液。

送检要求:患者自行留取新鲜尿液(以清晨空腹第1次尿液为宜),1 h内送检。

参考区间:阴性。

临床意义:尿血红蛋白阳性见于急性溶血性疾病(如血型不合的输血反应)、阵发性睡眠性血红蛋白尿以及各种病毒感染、败血症、疟疾、大面积烧伤、手术所致的红细胞大量破坏等。

(九) 尿亚硝酸盐

检验方法:试带法。

样本类型:尿液。

送检要求:患者自行留取新鲜尿液(以清晨空腹第1次尿液为宜),1 h内送检。

参考区间:阴性。

临床意义:尿路细菌感染,如大肠埃希菌属、克雷伯菌属、变形杆菌属和假单胞菌属感染者可呈阳性反应。

(十) 尿肌酐

检验方法:试带法。

样本类型:尿液。

送检要求:患者自行留取新鲜尿液(以清晨空腹第1次尿液为宜),1 h内送检。

参考区间:阴性。

临床意义:①校正了尿量(饮水量)对蛋白浓度的影响,以更真实地反映病情变化。②与尿蛋白结合计算蛋白/肌酐比值可用于可疑肾病或已有肾病患者的尿蛋白监测。

(十一) 尿白蛋白

检验方法:试带法。

样本类型:尿液。

送检要求:患者自行留取新鲜尿液(以清晨空腹第1次尿液为宜),1 h内送检。

参考区间:阴性。

临床意义:①反映早期肾病、肾损伤情况。②病理性增高常见于糖尿病肾病、高血压、妊娠子痫前期。③尿微量白蛋白检测可作为全身性或局部炎症反应的肾功能指标,如尿路感染等原因引起的肾脏早期病变。④作为急性胰腺炎并发症的预测指标。⑤服用对肾功能有影响的药物者也可检测尿微量白蛋白,便于早期观察肾功能情况,及早采取措施。

(十二) 蛋白/肌酐比

检验方法:仪器计算所得。

样本类型:尿液。

送检要求:患者自行留取新鲜尿液(以清晨空腹第1次尿液为宜),1 h内送检。

参考区间:10~25 mg/g为阴性。

临床意义:①能够可靠地反映24 h尿蛋白量。②作为诊断蛋白尿和随访的指标。

(十三) 白蛋白/肌酐比

检验方法:仪器计算所得。

样本类型:尿液。

送检要求:患者自行留取新鲜尿液(以清晨空腹第1次尿液为宜),1 h内送检。

参考区间:0~30 mg/g为正常区间。

临床意义:①校正了尿量对白蛋白浓度的影响,能更真实地反映患者尿白蛋白的变化。②能够可靠地反映24 h尿蛋白量。

(十四) 尿比重

检验方法:折射计测定法。

样本类型:尿液。

送检要求:患者自行留取新鲜尿液(以清晨空腹第1次尿液为宜),1h内送检。

参考区间:正常成人随机尿比重为1.003~1.030,晨尿比重>1.020,新生儿尿比重1.002~1.004。

临床意义:①尿少时尿比重增高,见于急性肾小球肾炎、高热、心功能不全、脱水等;尿比重增高且尿量增多常见于糖尿病。②尿比重降低见于慢性肾小球肾炎、肾功能不全、尿崩症等。连续测定尿比重比一次测定更有价值,慢性肾功能不全者呈持续低比重尿。

三、尿液沉渣分析

(一) 检验方法

1.流式细胞仪法

流式细胞仪不仅可测定细胞数量,还可测量细胞容积和对某些细胞分类,如测定尿液红细胞容积及容积分布密度,有助于鉴别红细胞来源。尿液检验中,用于淋巴细胞、嗜酸性粒细胞和中性粒细胞的分类计数。

2.显微镜检法

通过显微镜对标本中的各种细胞进行观察,并且对细胞的数量、形态进行分析。

(二) 样本类型

尿液。

(三) 送检要求

新鲜中段尿液或空腹晨尿中段尿液。

(四) 参考区间

1.红细胞

流式细胞仪法:男0~18个/μL,女0~33个/μL。

显微镜检法:0~2个/低倍镜视野。

2.白细胞

流式细胞仪法:男0~13个/μL,女0~34个/μL。

显微镜检法:男0～3个/低倍镜视野,女0～5个/低倍镜视野。

3.管型

流式细胞仪法:0～1个/μL。

显微镜检法:0～1个/低倍镜视野。

(五)临床意义

1.尿红细胞增加

尿红细胞增加常见于肾小球肾炎,泌尿系统结石、结核或恶性肿瘤等。

2.尿白细胞增加

尿白细胞增加见于泌尿系统有感染性、非感染性炎症,如肾盂肾炎、膀胱炎等,嗜酸性粒细胞出现,对间质性肾炎诊断有价值。

3.透明管型

透明管型可偶见于正常人清晨浓缩尿、剧烈运动后等。急性肾实质病变可出现大量透明管型。

4.颗粒管型

颗粒管型提示肾单位有淤滞的现象,见于肾小球肾炎、肾病、肾动脉硬化等。

5.红细胞管型

红细胞管型常见于急性肾小球肾炎、慢性肾小球肾炎急性发作等。

6.白细胞管型

白细胞管型反映肾化脓性炎症,见于急性肾盂肾炎、间质性肾炎等,也可见于肾病综合征、狼疮性肾炎。

7.上皮细胞管型

上皮细胞管型见于急性肾小管坏死、肾移植急性排斥反应等。

8.肾衰竭管型

在慢性肾功能不全时,尿内出现肾衰竭管型,提示预后不良。

9.脂肪管型

脂肪管型见于慢性肾炎肾病型及类脂性肾病等。

10.蜡样管型

蜡样管型见于慢性肾小球肾炎的晚期和肾淀粉样变性,提示肾脏有长期而严重的病变。

四、尿本周蛋白检验

(一) 检验方法
热沉淀—溶解法。

(二) 检验标本
尿液。

(三) 送检要求
取新鲜尿液10 mL置于干净容器中,及时送检。

(四) 参考区间
阴性。

(五) 临床意义
尿本周蛋白是多发性骨髓瘤、巨球蛋白血症的重要特征。原发性淀粉样变性、慢性肾盂肾炎及恶性淋巴瘤患者亦可出现尿本周蛋白。

五、尿乳糜试验

(一) 检验方法
乙醚抽提。

(二) 检验标本
尿液。

(三) 送检要求
取新鲜尿液10 mL置于干净容器中,及时送检。

(四) 参考区间
阴性。

(五) 临床意义
尿液中的乳糜是一种脂肪微滴,如泌尿系统的淋巴管破裂,乳糜液即进入尿中,形成乳糜尿。阳性多见于丝虫病及其他原因引起的淋巴管阻塞。

六、尿肌红蛋白检验

(一) 检验方法

邻联甲苯胺法。

(二) 检验标本

尿液。

(三) 送检要求

取新鲜尿液 5 mL 置于干净容器中,及时送检。

(四) 参考区间

阴性。

(五) 临床意义

阵发性肌红蛋白尿多于肌肉痛发作 72 h 后出现;行军性肌红蛋白尿见于非习惯性过度运动;外伤性肌红蛋白尿见于打击伤、挤压伤、电击伤等;缺血性肌红蛋白尿见于动脉阻塞、心肌梗死等;原发性肌红蛋白尿见于肌营养不良、皮肌炎和多发性肌炎等;代谢性肌红蛋白尿见于乙醇中毒、一氧化碳中毒、糖尿病酮症酸中毒、全身感染和高热等。

七、尿妊娠试验

(一) 检验方法

金标抗体检测。

(二) 检验标本

尿液。

(三) 送检要求

新鲜尿液或晨尿。

(四) 参考区间

正常非妊娠女性试验结果为阴性,正常妊娠女性的试验结果为阳性。

(五) 临床意义

(1) 主要用于妊娠的诊断。

(2) 用于妊娠相关疾病和肿瘤的诊断及鉴别诊断。

(3) 过期流产或不完全流产,子宫内仍有活胎盘组织时,本试验仍呈阳性。

(4) 人工流产后,如果尿妊娠试验仍呈阳性,提示宫内尚有残存胚胎组织。

(5) 异位妊娠患者,其人绒毛膜促性腺激素(hCG)低于正常妊娠者。

第二节　粪便的检验

一、一般性状检查

(一) 颜色

检验方法:目测法。

检验标本:新鲜粪便。

送检要求:留取指头大小(约 5 g)的新鲜粪便放入干燥、清洁、无吸水、有盖的容器中送检。

参考区间:正常成人粪便呈黄褐色。

临床意义:正常粪便因含粪胆素而呈黄褐色,但可因饮食、药物或病理原因而改变粪便颜色。

1.淡黄色

见于婴儿便或服用大黄、山道年时。

2.绿色

见于食用大量绿色蔬菜或婴儿肠炎时。

3.灰白色

见于胆道阻塞或服用钡剂、过量脂肪时。

4.果酱色

见于阿米巴痢疾或服用大量咖啡、可可时。

5.红色

见于下消化道出血(如直肠癌、肛裂、痔疮出血等)或食用大量番茄及西瓜时。

6.黑色(柏油样)

见于上消化道出血、服用铋剂或铁剂等药物或食用动物血或肝脏后。

(二) 性状

检验方法:目测法。

检验标本:新鲜粪便。

送检要求:留取指头大小(约5 g)的新鲜粪便,将其放入干燥、清洁、无吸水、有盖的容器中送检。

参考区间:正常时为有形软便。

临床意义:①黏液便常见于肠炎、痢疾、急性血吸虫病、结肠癌。②酱色黏液便常见于阿米巴痢疾。③脓血便常见于痢疾、肠道肿瘤、慢性血吸虫病。④鲜血便常见于直肠、肛门出血。⑤水样便常见于消化不良、急性肠炎。⑥米泔样便常见于霍乱、副霍乱等。⑦蛋花样便常见于婴儿消化不良。⑧球状硬便常见于便秘。

(三) 粪胆素

检验方法:氯化高汞煮沸法。

检验标本:新鲜粪便。

送检要求:留取指头大小(约5 g)的新鲜粪便,将其放入干燥、清洁、无吸水、有盖的容器中送检。

参考区间:正常时为阳性。

临床意义:胆道梗阻时,粪便中的粪胆素会减少或消失。不完全梗阻时检验结果可呈弱阳性;完全梗阻时检验结果呈阴性。

二、粪便显微镜检查

检验方法:直接涂片镜检。

检验标本:新鲜粪便。

送检要求:留取指头大小(约5 g)的新鲜粪便,将其放入干燥、清洁、无吸水、有盖的容器中送检。

参考区间:无红细胞;不见或偶见白细胞;偶见上皮细胞;可有少量结晶;细菌少量;真菌少量;无致病性虫卵;原虫包囊为阴性。

临床意义:①白细胞增多见于肠道炎症,细菌性痢疾以中性粒细胞增多为主。②红细胞增多见于下消化道炎症或出血、痢疾、溃疡性结肠炎、结肠癌等。阿米巴痢疾时,红细胞多粘连成堆并有残碎现象。③大吞噬细胞增多主要见于急性肠炎和痢疾。④上皮细胞大量出现,是肠壁炎症的特征。⑤结晶,夏科-莱登结晶见于过敏性肠炎、肠道溃疡、寄生虫感染、阿米巴痢疾等。⑥真菌,标本污染或大量使用广谱抗生素后引起真菌二重感染。⑦寄生虫卵及原虫常见寄生虫卵有蛔虫卵、鞭虫卵、钩虫卵、蛲虫卵、绦虫卵、华支睾吸虫卵、血吸虫卵、姜片虫卵等;致病性肠道原虫有溶组织内阿米巴滋养体及包囊、隐孢子虫等。查到寄生虫卵、原虫即可确诊疾病。

三、粪便隐血试验

检验方法:双联法(胶体金法、化学法)。

检验标本:新鲜粪便。

送检要求:用采便棒在粪便上几个不同位置随机取样,取完样后将采便棒插入样品稀释液管中混匀待检。

参考区间:阴性。

临床意义:适用于消化道出血性疾病的辅助诊断,消化道恶性肿瘤的早期筛查及疗效监测,消化系统疾病的常规检查等。

四、粪便转铁蛋白检验

检验方法:免疫胶体金法。

检验标本:新鲜粪便。

送检要求:用采便棒在粪便的6个不同部位取样,取样量约25 mg,及时送检。要求标本无饮食、药物干扰。

参考区间:阴性。

临床意义:阳性见于消化道出血、消化道恶性肿瘤等。

粪便转铁蛋白检验相比于粪便隐血试验更适合于出血量较大或上消化道出血的检验,罕见的转铁蛋白缺失症会出现假阴性。建议粪便隐血试验和粪便转铁蛋白检验联合开展,提高消化道出血检测的特异性和敏感性。

五、粪便钙防卫蛋白检验

检验方法:荧光免疫层析法。

检验标本:新鲜粪便。

送检要求:在粪便上至少5个位点取粪便,量为10~20 mg。

参考区间:阴性。

临床意义:钙防卫蛋白主要来自中性粒细胞,在感染和炎症的情况下可以增加5~40倍。此检验可用于鉴别炎症性肠病及功能性肠病;用于肠道肿瘤的早期筛查及肠道损伤的评估;用于鉴别感染性肠炎,区分肠道炎症与功能性肠病;可以作为肠镜检查的依据。常与乳铁蛋白联合检验。

六、粪便乳铁蛋白检验

检验方法:荧光免疫层析法。

检验标本:新鲜粪便。

送检要求:在粪便上至少5个位点取粪便,量为10~20 mg。

参考区间:阴性。

临床意义:乳铁蛋白是由未成熟的中性粒细胞和外分泌腺上皮细胞产生。常与钙防卫蛋白同时检测,两者均具有组织或细胞特异性,是反映消化道炎症的高灵敏、高特异性的指标。两者作为世界公认的肠道疾病标志物,其临床价值显著优于其他临床常用指标。用于鉴别诊断炎症性肠病及功能性肠病,可以作为肠镜检查的依据之一。

第四章 体液及分泌物的检验

体液及分泌物的检验包括一般检验和其他检验。一般检验即传统的常规检验，主要包括理学检验和显微镜检查；其他检验包括化学检验、免疫学检验和病原生物学检验等。

一般检验是临床上最简单、最常用的检验，以手工检验为主，本章重点阐述人体常见的体液及分泌物标本的一般检验。

第一节　痰液的检验

痰液是气管、支气管和肺泡分泌物的混合物。健康人痰量很少。正常情况下，支气管黏膜的腺体和杯状细胞分泌少量黏液，使呼吸道黏膜保持湿润。病理情况下，如当呼吸道黏膜和肺泡受刺激时，黏膜充血、水肿，浆液渗出，黏液分泌增多。各种细胞、纤维蛋白、黏液、吸入的灰尘和某些组织坏死产物等混合即形成痰液。

痰液检验主要用于呼吸系统炎症、结核、肿瘤、寄生虫病的诊断，对支气管哮喘、支气管扩张、慢性支气管炎等疾病的诊断、疗效观察和预后判断也有一定价值。

一、痰液标本采集

留取痰液标本的方法有自然咳痰法、经支气管镜抽取等。后者操作复杂且会给患者带来一定的痛苦，故以自然咳痰法为主要留取方法。留痰时患者先用清水漱口数次，然后用力咳出气管深处的痰，留于清洁容器中。对于无痰或少痰患者，可用经45℃加温的100 g/L氯化钠溶液雾化吸入，促使痰液易于咳出；对于小儿，可轻压胸骨柄上方，诱导咳痰；对于昏迷患者,清理口腔后用负压吸引法吸取痰液。痰标本必须立即送检,以免细胞与细菌自溶破坏。测24 h痰量或观察分层情况时,应将痰液收集于无色广口瓶中,并加苯酚(石炭酸),少许以防腐。应连续送检3次,以提高检验的阳性率。

注意事项:痰液采集应注意在用药前采集;采集标本时应尽可能避免口腔、咽喉部等正常菌群的污染;避免用唾液或口水代替痰液,一定要用力咳出气管深部的痰;标本应当立即送检,不能及时送检时,可暂时冷藏保存,但不超过24 h;采集标本时严防痰液污染容器外壁,用过的标本需灭菌后再行处理。

二、痰液一般检验

(一) 痰量

排痰量以"mL/24 h"计。正常人一般无痰或仅有少量泡沫痰。在患呼吸系统疾病时,痰量可增多,为50～100 mL/24 h。痰液大量增加见于支气管扩张、肺结核、肺内慢性炎症、肺空洞性病变。肺脓肿或脓胸支气管溃破时,痰液呈脓性改变。

(二) 颜色

正常人偶有少量白色或灰白色黏液痰,病理情况如下。

1. 黄色、黄绿色痰

黄色痰的主要成分为脓细胞,提示呼吸道有感染。见于慢性支气管炎、金黄色葡萄球菌肺炎、支气管扩张、肺脓肿等。铜绿假单胞菌感染者可有黄绿色脓痰。

2. 红色或棕红色痰

由呼吸道出血使痰中含血液成分所致,可见于肺癌、肺结核、支气管扩张等疾病。

3. 铁锈色痰

由痰中所含血红蛋白变性所致,可见于大叶性肺炎、肺梗死等。

4. 粉红色泡沫样痰

因肺淤血、局部毛细血管通透性增加所致,见于左心功能不全患者。

5.烂桃样灰黄色痰

见于肺吸虫病引起肺组织坏死时。

6.棕褐色痰

见于阿米巴肺脓肿、肺吸虫病引起红细胞破坏时。

7.灰色、灰黑色痰

因吸入大量尘埃或烟雾所致,见于矿工和长期吸烟者。

(三) 性状

不同疾病产生的痰液可见不同的性状,甚至出现异物,这种性状改变有助于临床诊断。痰液性状改变及临床意义见表4-1。

表4-1 痰液性状改变及临床意义

性状	特点	临床意义
黏液性	黏稠,无色透明或灰色,可牵拉成丝	急性支气管炎、支气管哮喘、早期肺炎;可牵拉成丝见于白假丝酵母菌感染
浆液性	稀薄、泡沫样	肺水肿、肺淤血;稀薄浆液性痰液内含粉皮样物见于棘球蚴病
脓性	脓性、浑浊、黄绿色或绿色、有臭味	支气管扩张、肺脓肿、脓胸向肺内破溃、活动性肺结核等
黏液脓性	黏液、脓细胞、淡黄白色	慢性气管炎发作期、支气管扩张、肺结核等
浆液脓性	浆液静置后分4层,上层为泡沫和黏液,中层为浆液,下层为脓细胞,底层为坏死组织	肺组织坏死、支气管扩张、肺脓肿
血性	痰液中带鲜红血丝、血性泡沫样痰、黑色血痰	肺结核、支气管扩张、肺水肿、肺癌、肺梗死等

(四) 气味

正常人咳出的少量痰液无气味。血性痰可带血腥气味。肺脓肿、支气管扩张合并感染者的痰液常有恶臭味。晚期肺癌患者的痰液可有特殊臭味。膈下脓肿时患者的痰液可有粪臭味。

（五）其他

1. 支气管管型

支气管管型是纤维蛋白、黏液和白细胞等在支气管内凝聚而成的树枝状物，呈灰白色或棕红色，其直径与形成部位的支气管内径相关，一般较短，亦有长达 15 cm 的。在刚咳出的痰液中常卷曲成团，放入生理盐水中后即可展开，呈典型的树枝状。见于纤维蛋白性支气管炎、肺炎链球菌性肺炎和累及支气管的白喉患者。

2. 干酪样小块

干酪样小块是肺组织坏死后的崩解产物，形似干酪或豆腐渣。见于肺结核患者。取干酪样小块用作涂片检查结核分枝杆菌时阳性率较高。

3. 硫黄样颗粒

硫黄样颗粒是放线菌的菌丝团，呈淡黄色、黄色或灰白色。形似硫黄颗粒，约粟粒大小。将其压片镜检可见密集的菌丝呈放射状排列，状若菊花。若革兰染色阳性，须进一步培养鉴定。

4. 肺石

肺石指淡黄色或白色的碳酸钙或磷酸钙结石小块。表面不规则，呈丘状突起。可能为肺结核干酪样物质的钙化产物，亦可由侵入肺内的异物钙化而成。

5. 库施曼螺旋体

库施曼螺旋体为淡黄色或灰白色富有弹性的丝状物，常卷曲成团，展开后呈螺旋状。在低倍显微镜下所见为一扭成绳状的黏液丝，中央贯穿一无色发亮的致密纤维，周围绕以柔软的丝状物。该螺旋状物系小支气管分泌的黏液，因呼吸困难，肺内张力增高，使黏液凝固，在受到喘息气流的间歇吹动后旋转滚动而成。见于支气管哮喘和某些慢性支气管炎患者。

6. 寄生虫

有时于痰液中可检出寄生虫，如肺吸虫、蛔蚴和钩蚴等，须用显微镜进一步确认。

三、显微镜检查

(一) 直接涂片检查

取可疑部分痰液直接涂片或加少量生理盐水混合后制成涂片,加盖玻片轻压后行显微镜检查。病理性痰液可见较多的红细胞、白细胞及其他有形成分,临床意义如下。

1.红细胞

正常人的痰涂片中查不到红细胞,脓性痰中可见少量红细胞,红细胞破坏或不典型时可用隐血试验证实,血性痰中可见大量红细胞。

2.白细胞

正常人的痰涂片中可查到少量白细胞。呼吸系统细菌感染时痰液中白细胞显著增加,常成堆存在,多为脓细胞。支气管哮喘、过敏性支气管炎、肺吸虫病、热带嗜酸性粒细胞增多症患者的痰液中嗜酸性粒细胞增多。

3.上皮细胞

痰液中常见的上皮细胞有鳞状上皮细胞、柱状上皮细胞、肺泡壁上皮细胞等。

4.肺泡巨噬细胞

肺泡巨噬细胞存在于肺泡隔中,又称隔细胞,是一种较大的圆形或卵圆形细胞,比红细胞大3~6倍,含1~2个圆形细胞核。可通过肺泡壁进入肺泡腔,吞噬烟尘颗粒和其他异物,形成尘细胞或含碳细胞等,随痰液排出体外。

5.癌细胞

若在非染色痰涂片中见到形态异常、难以识别的细胞,应进行染色鉴别,并注意寻找癌细胞。

6.弹性纤维

弹性纤维为粗细均匀、细长、弯曲、折光性强、轮廓清晰的丝条状物,无色或呈微黄色,由小支气管壁、肺泡壁或血管等坏死组织脱落形成,见于肺脓肿、肺癌等患者的痰液中。

7.夏科-莱登结晶

它是两端锐利的无色菱形结晶,折光性强,大小不一。常与嗜酸性粒细胞及库施曼螺旋体共存,在嗜酸性粒细胞堆中易找见。夏科-莱登结晶在新咳出的痰液中往往查不到,稍放置后可大量出现,可能是由嗜酸性粒细胞崩解而来。见于支气管哮喘和肺吸虫病患者的痰液中。

8.脂肪滴和磷脂小体

二者形态相似,呈油滴状,但较大的磷脂小体常含有同心性或不规则的螺旋条纹,见于慢性支气管炎患者的痰液中,健康人晨痰中偶见。

9.寄生虫和虫卵

(1)阿米巴

阿米巴肺脓肿或与肺贯通的阿米巴肝脓肿患者的痰液中可查到溶组织内阿米巴滋养体。

(2)卡氏肺孢菌

见于肺孢子虫病患者的痰液中,但阳性率不高。

(3)细粒棘球蚴和多房棘球蚴

当肺内寄生的棘球蚴囊壁破裂时,患者的痰液中可检出原头蚴和囊壁碎片。

(4)肺吸虫卵

肺吸虫病患者的痰液中,尤其是脓血性痰液中,多能查到该虫卵。

(二) 涂片染色检查

主要用于细胞学和病原生物学检查。常用的染色方法有巴氏染色、苏木精-伊红(H-E)染色、革兰染色、抗酸染色、银染色、瑞特染色、瑞特-吉姆萨染色等,其临床应用如下:

①瑞特及瑞特-吉姆萨染色:用于痰液中各种细胞的分类与识别。②巴氏染色或H-E染色:用于痰液的细胞病理学检查,对瑞特染色检查发现的巨大或成堆的疑似肿瘤细胞进行确认。③银染色:主要用于艾滋病患者等卡氏肺孢菌感染的检查。④铁染色:检查痰液中的含铁血黄。⑤革兰染色或抗酸染色:主要用于细菌学检查。

(三) 直接涂片法与涂片染色法的差别

直接涂片法是常规检验方法,简便、快速,对临床诊断帮助较大。而涂片染色法可清晰地显示有形成分的结构,有利于细胞的识别和进行细菌鉴定,有较高的临床应用价值。

第二节　脑脊液的检验

脑脊液是存在于脑室和蛛网膜下隙内的一种无色透明的液体,70%来自脑室脉络丛主动分泌和超滤所形成的液体,30%由大脑和脊髓细胞间隙所产生。

正常成人脑脊液总量为120~180 mL,大约为体内液体总量的1.5%。脑脊液是一种细胞外液,由于脉络丛上皮细胞具有选择性分泌和超滤血浆中物质的作用,致使其所含细胞和化学成分等与血浆中相等或稍低。

脑脊液具有重要的生理作用:可作为缓冲液保护脑和脊髓,减轻或消除外力对脑组织和脊髓的损伤;调节颅内压;供给中枢神经系统营养物质,并运走代谢产物;调节神经系统碱储量,维持脑脊液 pH 值在7.31~7.34;转运生物胺类物质,参与神经内分泌调节。

一、脑脊液标本采集

脑脊液标本由临床医生通过腰椎穿刺采集,必要时可行小脑延髓池和脑室穿刺术采集。脑脊液穿刺成功后首先应进行压力测定,然后,将脑脊液分别收集于3个无菌容器中。第一管用于细菌学检查,第二管用于生物化学或免疫学检查,第三管用于常规检查。如疑为恶性肿瘤,需再采集一管进行脱落细胞学检查。标本采集后应注明采集日期、时间、患者基本信息等。

脑脊液标本必须由专人或专用的物流系统转运送检。为保证转运安全及防止标本溢出,转运过程应采用密封的容器。

脑脊液标本采集后应立即送检,一般不能超过1 h,不能及时检验的标本需要保存于 2～4℃环境中,并在 4 h 内完成检验。脑脊液放置时间过久可造成细胞破坏或变形;可产生纤维蛋白原导致细胞分布不均,影响细胞计数;可使葡萄糖分解造成含糖量降低;可使细菌溶解,影响细菌检出率。采集的脑脊液标本应尽量避免凝固及混入血液。

二、脑脊液一般检验

(一) 脑脊液理学检验

1.脑脊液压力

压力测定是脑脊液检验的重要项目之一。压力测定一定要在患者完全放松的情况下进行,否则压力测定值会偏高。当腰椎或其他部位穿刺成功后,接上压力表或压力管,即可见脑脊液压力逐渐上升。由于穿刺部位和穿刺体位不同,脑脊液压力可不同;不同年龄患者脑脊液压力也不相同,成人脑脊液压力较儿童高。

(1)参考区间

卧位:①腰椎穿刺为 80～180 mmH_2O^*。②小脑延髓池穿刺为 80～120 mmH_2O。③脑室穿刺为 70～120 mmH_2O。

(2)临床意义

①颅内压增高:卧位时脑脊液压力高于 200 mmH_2O 为颅内压增高,多见于脑组织水肿、脑脊液循环通路梗阻、脑脊液分泌增加或吸收障碍、硬脑膜内容积增加、颅内占位性病变、颅内静脉窦淤血或静脉窦血栓、颅内循环血量增加等。②颅内压降低:卧位时脑脊液压力低于 80 mmH_2O 为颅内压降低,多见于持续脑室引流、脑脊液鼻漏、枕骨大孔下或椎管内梗阻、恶病质、脱水及近期反复多次胸椎穿刺者。

2.颜色

(1)参考区间

无色或淡黄色。

(2)临床意义

当中枢神经系统有炎症、损伤、肿瘤或梗阻时,血脑屏障被破坏,使

---

*1 $mmH_2O≈9.8$ Pa。

脑脊液成分发生改变,而导致其颜色发生变化。①红色:常见于各种原因导致的出血,特别是穿刺损伤出血、蛛网膜下隙或脑室出血。②黄色:脑脊液呈黄色称为黄变症,可由陈旧性出血、黄疸、淤滞、梗阻等引起。③白色:多因脑脊液中白细胞增多所致,常见于脑膜炎球菌、肺炎球菌、溶血性链球菌引起的化脓性脑膜炎。④绿色:多见于铜绿假单胞菌、肺炎链球菌引起的脑膜炎等。⑤褐色:多见于脑膜黑色素瘤等。⑥无色:除了见于正常脑脊液以外,也可见于病毒性脑炎、轻型结核性脑膜炎、脊髓灰质炎、神经梅毒等。

3.透明度

(1)参考区间

清晰透明。

(2)临床意义

脑脊液的透明度与其所含的细胞和细菌数量有关。当脑脊液中的白细胞数超过$300 \times 10^6/L$时,可呈浑浊;脑脊液中蛋白质明显增高或含有大量细菌、真菌时,也可使脑脊液浑浊。结核性脑膜炎患者的脑脊液可呈毛玻璃样浑浊,化脓性脑膜炎患者的脑脊液呈脓性或块样浑浊,穿刺损伤时的脑脊液可呈轻微的红色浑浊。

4.凝固性

(1)参考区间

无凝块、无沉淀,放置12~24 h不会形成薄膜、凝块或沉淀。

(2)临床意义

脑脊液形成薄膜、凝块或沉淀与其所含的蛋白质,特别是纤维蛋白原的含量有关。当脑脊液中的蛋白质含量超过10 g/L时,可出现薄膜、凝块或沉淀。化脓性脑膜炎患者的脑脊液一般在$1 \sim 2$ h形成薄膜、凝块或沉淀。结核性脑膜炎患者的脑脊液在$12 \sim 24$ h形成膜状物。蛛网膜下隙梗阻患者的脑脊液可呈黄色胶冻状。脑脊液同时存在胶样凝固、黄变症和蛋白质-细胞分离(蛋白质明显增高,细胞正常或轻度增高)称为Frion-Nonne综合征,这是蛛网膜下隙梗阻的脑脊液特点。

5.比重

(1)参考区间

①腰椎穿刺为 1.006～1.008。②脑室穿刺为 1.002～1.004。③小脑延髓池穿刺为 1.004～1.008。

(2)临床意义

凡是脑脊液中的细胞数量增加和蛋白质含量增高的疾病,其比重均可增高。常见于中枢神经系统感染、神经系统寄生虫病、脑血管病、脑肿瘤、脑出血、脑退行性变和神经梅毒等。

(二)显微镜检查

1.检测原理

(1)细胞总数计数

①仪器计数法:体液细胞分析仪可自动分析、计数细胞。②显微镜计数法:清亮或微浑浊的脑脊液,可以用直接计数法计数细胞总数。细胞过多、浑浊或血性脑脊液,可用生理盐水或红细胞稀释液稀释标本后,再采用直接计数法计数细胞总数,结果乘以稀释倍数后换算成每升脑脊液中的细胞总数。

(2)白细胞计数

①仪器计数法:体液细胞分析仪可自动分析、计数细胞。②显微镜计数法:非血性标本采用直接计数法,用微量吸管吸取冰乙酸后全部吹出,然后用该吸管定量吸取混匀的脑脊液标本,充入血细胞计数池内计数。如白细胞过多,可用白细胞稀释液稀释标本后,再采用直接计数法计数细胞总数,结果乘以稀释倍数后换算成每升脑脊液中的细胞总数。

细胞计数时,仪器计数法操作简单、精密度高、速度快,但对异常细胞形态的识别不够准确,若仪器出现形态学报警,必须用显微镜计数法复查。显微镜计数法操作复杂、费时,存在人为误差,但可作为校正仪器的参考方法。

(3)白细胞分类计数

①仪器分类法:体液细胞分析仪可用于白细胞分类计数。②显微镜分类法:可采用直接分类法,白细胞直接计数后,在高倍镜下根据白细胞

形态和细胞核的形态特征进行分类计数,计算出单个核细胞和多个核细胞所占的比例。也可采用染色分类法,脑脊液标本离心后,取沉淀物制备涂片(均匀薄膜),采用瑞特染色后,在油镜下分类计数。如有异常细胞,需描述并报告。

白细胞分类计数时,仪器分类法操作简单、自动化、速度快,但影响因素多,无法识别异常细胞形态。显微镜计数法细胞识别率高,结果准确可靠,尤其是染色分类法可以发现异常细胞,为首选方法,但操作复杂、费时。

2. 质量保证

细胞计数应及时检查,应在标本采集后 1 h 内完成检查;标本必须充分混匀再计数,如有血液混入,白细胞计数应进行校正;计数时要注重形态,如发现红细胞有皱缩或肿胀,应予以描述。

分类计数时,染色分类法的离心速度不宜过快,时间不宜过长,以免细胞被破坏或变形。

(三) 脑脊液化学检验

1. 蛋白质

脑脊液中的蛋白质含量较血浆低,大约为血浆的1%。脑脊液蛋白质的检查分为定性检查和定量检查。蛋白质定性检查常用的方法有潘迪试验、硫酸铵试验和 Lee-Vinson 试验等。蛋白质定量检查,主要方法有磺基水杨酸-硫酸钠比浊法、染料结合法、双缩脲法和免疫学方法等。临床多采用磺基水杨酸-硫酸钠比浊法。

定性检查时,不要混入血液,否则会出现假阳性;定量检查时,最好采用上清液测定,如检测结果超出检测限,应稀释后再测定。

2. 蛋白商

蛋白商是脑脊液中球蛋白与白蛋白的比值。

(1)参考区间

0.4～0.8。

(2)临床意义

脑脊液蛋白商反映了球蛋白与白蛋白的比例变化,是诊断神经系统疾病的重要指标之一。①蛋白商增高:提示脑脊液中球蛋白含量增高。见于多发性硬化症、神经梅毒、脑脊髓膜炎、亚急性硬化性全脑炎等。②蛋白商减低:提示脑脊液白蛋白含量增高,见于化脓性脑膜炎急性期、脑肿瘤、脊髓压迫症等。

3. 葡萄糖

脑脊液葡萄糖含量为血糖的50%～80%(平均60%),其含量高低与血糖浓度、血脑屏障的通透性、脑脊液葡萄糖的酵解程度以及血脑屏障对葡萄糖的携带转运作用等有关。

脑脊液葡萄糖测定多采用葡萄糖氧化酶法和己糖激酶法。己糖激酶法的特异性和准确性均高于葡萄糖氧化酶法。

病理情况下,脑脊液常含有细菌或细胞,故葡萄糖含量测定应在采集标本后及时进行;如不能及时处理,应加防腐剂并低温保存,以抑制细菌和细胞代谢对葡萄糖的消耗,防止葡萄糖假性减低。

4. 氯化物

脑脊液中氯化物含量与血浆氯化物浓度、酸碱度、血脑屏障的通透性和脑脊液蛋白质含量有关。为了维持脑脊液和血浆渗透压的平衡,正常脑脊液氯化物含量较血浆高20%。

影响脑脊液氯化物含量的因素有:①血浆氯化物浓度,脑脊液氯化物与血浆氯化物的含量有一定的比例关系,大约为1.25:1,当血浆氯化物含量增高或减少时,脑脊液氯化物含量也相应增高或减少。②脑脊液酸碱度,酸性脑脊液的氯化物含量明显减少,而碱性脑脊液的氯化物则增高。③炎性渗出或粘连,细菌性脑膜炎时炎性渗出或粘连较明显,使部分氯化物黏附于脑膜上,导致脑脊液氯化物含量减少。④垂体-间脑病变,该病变会使脑脊液氯化物代谢障碍。

第三节　阴道分泌物的检验

阴道分泌物是女性生殖道分泌的液体,主要由宫颈腺体、前庭大腺、子宫内膜及阴道黏膜的分泌物混合而成,俗称"白带"。

阴道分泌物检验包括一般检验和其他检验,其中一般检验主要包括理学检验和显微镜检查,其他检查常见的有微生物学检验、免疫学检验和分子生物学检验等。阴道分泌物检验对女性雌激素水平的判断,生殖系统炎症、肿瘤的诊断,以及性传播疾病的诊断、疗效观察及预后判断等有较重要的临床价值。

一、阴道分泌物标本的采集与处理

(一) 阴道分泌物的采集与运送

阴道分泌物一般由妇产科医务人员采集,根据不同检查目的可从不同部位取材。一般采用消毒刮板、吸管、消毒棉拭子自阴道深部或阴道穹隆后部、宫颈管口等部位采集标本,浸入盛有 $1 \sim 2$ mL 生理盐水的试管内,立即送检。也可用生理盐水涂片,以95%乙醇固定,经革兰或巴氏染色,进行微生物或肿瘤细胞筛检。

阴道分泌物采集前24 h内禁止性交、盆浴、阴道灌洗及局部用药,以免影响检验结果,月经期不宜进行阴道分泌物检查。

1.采集器材

根据不同检验目的及采集部位选用不同的采集器材。采集标本所用的消毒刮板、吸管或消毒棉拭子等必须清洁干燥,不得沾有任何化学药品或润滑剂,阴道窥器插入前可用少许新鲜生理盐水湿润。

2.采集部位

根据不同检验目的自不同部位采集标本,尽量从阴道深部或阴道穹隆后部、宫颈管口等处或多点采集。有肉眼可见的病变及脓性分泌物时,直接从病变部位采集脓性分泌物检查;对淋菌性阴道炎,不同部位采集标本的阳性检出率有差异。宫颈管内分泌物涂片阳性检出率为100%；阴道上1/3部分涂片分泌物阳性检出率为84%；阴道口处分泌物涂片阳性检出率为35%。标本采集时需将宫颈表面的脓液拭去，用消毒棉拭子插入宫颈管1 cm处停留10～30 s，旋转1周后取出，涂片。

3.标本容器

要求容器清洁、干燥，不含任何化学物质或润滑剂。

4.标本运送

标本采集后立即送检，否则阴道毛滴虫会死去，淋病奈瑟球菌会自溶，影响结果准确性及阳性检出率。检查阴道毛滴虫时，应注意标本保温(37℃)。

(二) 检查后标本处理

检查后标本及使用的器材要浸入消毒液后处理，注意生物安全。

二、阴道分泌物一般检验

(一) 阴道分泌物理学检验

1.颜色与性状

正常阴道分泌物为白色、稀糊状、黏性的液体，无气味，量多少不等。其性状随着月经周期略有变化，即与雌激素水平及生殖器充血情况有关，具体见表4-2。病理情况下，阴道分泌物的颜色与性状改变及临床意义见表4-3。

表4-2　阴道分泌物性状与女性月经周期的关系

月经周期	性状
临近排卵期	分泌物量多、清澈透明、稀薄似蛋清
排卵2~3 d	分泌物量少、浑浊、黏稠
行经前	分泌物量增加
妊娠期间	分泌物量增加

表4-3　阴道分泌物的颜色与性状改变及临床意义

性状与颜色	临床意义
大量无色透明	应用雌激素药物后及卵巢颗粒细胞瘤时
脓性,黄色或黄绿色,味臭	滴虫或化脓性感染,如慢性宫颈炎、老年性阴道炎、子宫内膜炎、宫腔积脓、阴道异物引发的感染
泡沫状,脓性	滴虫性阴道炎
豆腐渣样,凝乳状小碎块	念珠菌阴道炎
白带中带血,有特殊臭味	宫颈息肉、子宫黏膜下肌瘤、老年性阴道炎、慢性重度宫颈炎、宫内节育器的不良反应、恶性肿瘤(宫颈癌、宫体癌)
黄色水样	子宫黏膜下肌瘤、宫颈癌、宫体癌、输卵管癌等
奶油状,稀薄均匀,有恶臭	阴道加德纳菌感染

2.pH 值

阴道分泌物的正常 pH 值为 4.0～4.5,pH 值升高见于各种阴道炎患者及绝经后的妇女。

(二) 显微镜检查

1.阴道清洁度检查

阴道清洁度是指阴道清洁的等级程度。正常情况下,阴道内有大量的乳酸杆菌,也可有少量棒状菌、肠球菌、表皮葡萄球菌、大肠埃希菌和加德纳菌、消化链球菌、支原体和假丝酵母菌等,这些需氧菌与厌氧菌形成一种平衡状态,组成正常阴道菌群。当病原微生物感染、机体抵抗力低下、内分泌水平变化或其他某种因素破坏这种平衡后,杂菌或某种病原微生物增多,乳酸杆菌减少,上皮细胞减少,白细胞或脓细胞增多,此时阴道清洁度下降。对阴道清洁度的检查,可了解阴道有无炎症病变。

检查方法主要有湿片法及涂片染色法。湿片法简便、快速,临床常用,但阳性率较低,且重复性较差,易漏检。涂片染色检查能清楚地观察到细胞结构和细菌,结果准确、客观,推荐使用,但较复杂、费时。

阴道清洁度检查的临床意义:①阴道清洁度与女性激素的周期性变

化有关。排卵前期雌激素水平增高,阴道上皮增生,糖原增多,阴道乳酸杆菌繁殖,pH值下降,杂菌消失,阴道趋于清洁。卵巢功能不足(如经前及绝经后)时,则出现与排卵前期相反的情况,阴道易感染杂菌,导致阴道不清洁。②单纯阴道清洁度差而未发现病原体见于非特异性阴道炎。③Ⅲ~Ⅳ级见于各种病原体所致的阴道炎。

2.阴道毛滴虫检查

阴道毛滴虫是一种寄生在阴道的鞭毛虫,是引起滴虫性阴道炎的病原体。

检查方法有湿片法、涂片染色法、胶乳凝集试验及体外培养法等。临床常用湿片法,即用生理盐水涂片,置于显微镜下观察,此法简单易行、快速,但结果受检验时间、温度、涂片厚度影响;涂片染色法可用油镜观察虫体结构,能提高检出率,但结果受涂片厚度和染色影响,操作相对复杂、费时;胶乳凝集试验操作简便、快速,灵敏度和特异性高,但可出现非特异性反应;体外培养法阳性率高,但操作复杂、费时。

标本采集后应立即送检,冬天最好保温处理。送检后应立即检查,如冬天不能立即检查,建议将标本放在37℃的水中保温,有利于毛滴虫活动情况的观察。

3.真菌检查

检查方法有湿片法、KOH浓集法、革兰染色法、培养法等。临床常用湿片法,即用生理盐水涂片,置于显微镜下观察真菌的菌丝和(或)孢子,湿片法简单易行、快速,但易漏检;KOH浓集法可破坏上皮细胞和白细胞,以排除干扰,清除背景,易于观察结果,阳性率高,但要配制和添加KOH试剂,较麻烦;革兰染色法着色清楚,易于观察真菌孢子和菌丝结构,结果准确,阳性率高,但操作麻烦、费时,结果受涂片厚度和染色影响;培养法阳性率高,但操作复杂、费时。

阴道真菌多为白念珠菌,当机体抵抗力下降时可引起真菌性阴道炎。菌丝的致病性强于孢子,故报告找到菌丝,对临床诊断价值更大。同时,在临床诊断中应注意真菌带菌者与感染者的区分,若阴道分泌物中仅见少量真菌孢子,且清洁度正常,常为带菌者。若发现大量的孢子和菌丝,伴清洁度异常,即可诊断为真菌性阴道炎。

第四节　精液的检验

精液主要由精子和精浆组成。精子为男性生殖细胞,占精液的5%左右。精子是由睾丸生精小管的生精细胞在垂体前叶分泌的促性腺激素的作用下,经精原细胞、初级精母细胞、次级精母细胞及精子细胞几个阶段的分化演变,最后发育为成熟精子,此过程约需70 d,生成的精子进入附睾,在附睾中成熟与获能,并贮存于附睾尾部。成熟的精子在男性生殖道内存活时间一般为28 d,排出体外后,在37℃条件下,精子可存活24～72 h,在女性生殖道内的受精能力大约保持48 h。精浆是运送精子的介质,并为精子提供能量和营养物质,由男性附属性腺分泌的混合液组成。

精液中水分约占90%,有形成分除精子外,还可有少量的上皮细胞、白细胞和未成熟的生精细胞等。精液中化学成分非常复杂,主要含有蛋白质、酶类、微量元素等。

精液检验的主要目的:①评价精子质量和男性生育功能,为男性不育症的诊断和疗效观察提供依据。②为男性生殖系统疾病的诊断和疗效观察提供辅助依据。③计划生育,如输精管结扎术后的效果观察,术后6周后精液内应无精子存在。④为精子库或人工授精等提供精子质量报告。⑤婚前检查。⑥为法医学鉴定提供依据。

一、精液标本的采集与处理

(一) 精液标本采集

精液标本采集的方法主要有手淫法、电按摩法、性交中断法。

如标本采集在医院进行,为了限制精液暴露于温度波动的环境和控制从采集到检测的时间,应该安排在靠近实验室的私密房间内采集标本;告知受检者关于精液标本采集的清晰的书面和口头指导,应该强调精液标本采集必须完整,受检者要报告精液标本任何部分的丢失情况;

标本采集前应禁欲2~7 d,标本采集前应排尿。如果需要多次采集精液标本,每次禁欲天数均应尽可能一致;选用干净、大小适宜、对精子无毒性的塑料或玻璃样品杯采集标本,容器加盖,并标明采集日期和时间;容器在采集前和采集后最好保持在20~37℃环境中,精液细菌培养前容器应消毒灭菌。

(二) 精液使用后标本处理

精液内可能含有肝炎病毒、HIV等病毒,故精液需要按潜在生物危害物质进行处理。标本检验完毕后应焚烧或浸入0.1%过氧乙酸12 h或5%甲酚皂溶液中24 h后再处理。

二、精液一般检验

(一) 理学检验

1.量

用刻度吸管测定全部液化的精液量:采样容器如果有刻度,可待精液完全液化直接测定精液量。

(1)参考区间

一次排精量2~6 mL。

(2)临床意义

一定量的精液是保证精子活动的介质,并可中和阴道的酸性物质,保护精子的活动力,以利于精子通过阴道进入子宫和输卵管。精液过少可造成精子活动空间减小和能量供应不足,精液过多时精子可被稀释而相对减少,均不利于生育。一次排精量与排精间隔时间也有关。

2.颜色和透明度

(1)参考区间

灰白色或乳白色,不透明;精液放置一段时间后可自行液化,呈乳白色,半透明;久未射精者可呈现淡黄色。

(2)临床意义

红色或暗红色并伴有红细胞者为血精,见于精囊炎和前列腺炎、结核、结石或肿瘤等;黄色脓性精液见于前列腺炎或精囊炎等。

3.凝固和液化时间

正常人刚排出的精液在精囊腺分泌的凝固酶的作用下立即呈现典型的半固体凝胶团块且呈稠厚的胶冻状,在前列腺分泌的蛋白水解酶的作用下逐渐液化。精液液化时间是指新排出的精液由胶冻状转变为流动状液体所需要的时间。

(1)参考区间

射精后精液立即凝固,液化时间小于60 min。

(2)临床意义

精液凝固障碍见于精囊炎或输精管炎等;精液液化时间延长见于前列腺炎等。

4.黏稠度

黏稠度是指精液完全液化后的黏度。

(1)参考区间

黏丝长度小于2 cm,呈水样,形成不连续小滴。

(2)临床意义

黏稠度减低:即新排出的精液呈米汤样,见于先天性无精囊腺、精子浓度太低或无精子症;黏稠度增加:多与附属性腺功能异常有关,如附睾炎、前列腺炎,且常伴有精液不液化,可引起精子活动力降低而影响生殖力。

5.酸碱度

(1)检测原理

待精液液化后,用精密pH试纸测定液化精液酸碱度。

(2)质量保证

精液酸碱度测定应在精液完全液化后并在1 h内完成,因精液pH值会随着时间延长而升高,且细菌污染可以使精液pH值升高。

(3)参考区间

pH值为7.2～8.0。

(4)临床意义

精液pH值反映了不同附属性腺分泌液pH值之间的平衡,主要是碱性的精囊腺分泌液和酸性的前列腺分泌液之间的平衡。pH值 > 8.0多见于急性前列腺炎、精囊炎或附睾炎，可能是精囊腺分泌过多或前列腺分泌过少所致；pH值 < 7.0并伴有精液量减少，可能是输精管阻塞、射精管和精囊腺缺如或发育不良所致。

(二) 显微镜检查

待精液液化后，混匀标本，取1滴精液于载玻片上，加上标准盖玻片，静置片刻后在低倍镜下观察有无精子以及精子的活动情况。如果未见到精子，应将标本于3 000 rpm（每分钟转速）离心15 min后取沉淀物检查，如仍未见精子则不必继续检查，直接报告为无精子症。

1.精子活动率

精子活动率是指活动精子占精子总数的百分率。

一般采用湿片法检验。湿片法操作简便、快速，但主观性较大，且影响因素多，结果误差较大，重复性也较差，一般只能作为初筛检查。

正常情况下，排精后60 min内，精子活动率为80% ~ 90%。

2.精子存活率

精子存活率亦称精子活率，是指活精子占精子总数的百分率。可通过检测精子细胞膜的完整性来评价。活精子细胞膜完整，染料不能通过精子细胞膜进入精子内，加入染料后活的精子不着色。精子死亡后其细胞膜破损，失去屏障功能，染料进入精子内易使精子着色。

常用的精子存活率检测方法是染色法和精子低渗膨胀试验。染色法操作简便、快速、不需要相差显微镜，结果较准确，重复性较好。精子低渗膨胀试验是传统方法，不需要特殊试剂，但需要使用相差显微镜，时间相对较长，结果的准确性和重复性受检查者影响，但该试验结果与精子功能试验有良好的相关性，也是临床上较为理想的精子尾部膜功能试验。

精子尾部膨胀现象是精子膜功能正常的表现，精子低渗膨胀试验可预测精子膜有无损害，作为体外精子膜功能及完整性的指标，可预测精子潜在的受精能力。因此精子低渗膨胀试验对了解精子受精能力，协助诊断男性不育有一定实用价值。

精子存活率降低是男性不育的重要因素,当精子存活率低于50%时,即可诊断为死精子症。

3.精子活动力

精子活动力是指精子向前运动的能力,是一项直接反映精子质量的指标。世界卫生组织(WHO)将精子活动力分3级,见表4-4。

表4-4 WHO精子活动力分级

分级	运动特征
前向运动	精子运动积极,直线或大圈运动,速度快
非前向运动	精子运动方式缺乏活跃性,表现为小圈的游动,不成直线
无运动	精子不运动

精子活动力可用显微镜法、连续摄影法和精子质量分析仪法测定。显微镜法操作简便,但主观性较强,且受许多因素影响,结果准确性和重复性较差;连续摄影法需要高精度的试验设备,不便于开展和普及;精子质量分析仪法简单、快捷、易操作、重复性好,是一种较理想的精子质量检验方法。

精子活动力计数偏差很常见,可以通过颠倒分析次序(先计数非前向运动精子和无运动精子)、使用带有网格的目镜、增加计数精子数量(200个)和重复计数次数、规范操作程序来避免。

对于一般的标本,建议计数2次,若2次结果比较接近,可取均值报告。如2次结果相差较大,须重新采集标本再检查。如果每个视野中精子数量相差显著,提示标本是不均一的,不均一的标本可能是由液化异常、黏稠度异常、精子凝集所致,建议取2~3次标本重复检查,并取均值报告。

4.精子聚集

无运动精子之间,运动精子与黏液丝、非精子细胞或细胞碎片之间黏附在一起,为非特异性聚集,这种情况应如实记录。

5.精子凝集

精子凝集是指活动的精子相互黏附在一起,如尾对尾、头对头或混合型相互黏附在一起的现象。精子凝集提示可能有抗精子抗体的存在。

6.精子计数

精子计数包括精子浓度与精子总数2项指标。精子浓度是指单位体积内精液中的精子数目,也称精子密度。精子总数为一次完整射精射出精液量的精子总数,即精子浓度×精液量。

精子计数主要方法有血细胞计数板法,Makler精子计数板法和计算机辅助精子分析法。血细胞计数板法是精子计数的传统方法,不需特殊仪器,成本低,但标本需稀释,存在稀释误差,准确性、重复性会受到影响,且不能同时观察精子活动率和活动度、速度和运动轨迹。Makler精子计数板法操作流程复杂,但一次加样可分析多项参数,也可以拍摄精子的运动轨迹,并可根据精子的运动轨迹分析其运动方式和运动速度。计算机辅助精子分析法操作简便、快速,具有客观、自动化、准确和定量分析等特点,不但可以计数,而且可确定和跟踪精子的运动,分析与精子运动相关的多种参数,是精子计数检验的发展方向,但分析系统价格较高,且结果易受到精液中细胞成分和非精子颗粒物质的影响。

正常时每次排精精子总数≥$40×10^6$,精子计数≥$20×10^9$/L。连续3次检查未见精子,为无精子症,常见于男性结扎术成功、睾丸病变、输精管疾病等。

7.精子形态

正常精子外形似蝌蚪状,分头、颈、尾三部分。①头部:长$3.0 \sim 5.0$ μm,宽$2.5 \sim 3.0$ μm,正面呈卵圆形,侧面呈扁平梨形。②颈部:颈部非常短,连接头部和尾部。③尾部:细长,外观规则而不卷曲,一般长$50 \sim 60$ μm,尾部由中段、主段和末段组成。

精子形态检验方法有湿片法和涂片染色法。湿片法是在精子计数后,直接用高倍镜进行形态检查,本法操作简便、快速,但要求检验人员经验丰富,否则会因识别错误而致结果异常大,故不推荐采用。涂片染色法是将液化精液涂成薄片,经干燥、固定后进行H-E染色或吉姆萨染色,油镜下进行形态检查,涂片染色法操作相对复杂、费时,但染色后精子结构清楚,易于辨认,结果准确可靠,重复性好,为WHO推荐方法。

精子形态是反映男性生育能力的一项重要指标。如正常形态精子＜30%，称为畸形精子症；畸形精子＞40%，即会影响精液质量；畸形精子＞50%常可致不育。精子形态异常与睾丸、附睾的功能异常密切相关，常见于生殖系统感染、精索静脉曲张、雄性激素水平异常时；某些化学因素、物理因素、药物因素、生物因素及遗传因素也可影响睾丸生精功能，导致畸形精子增多。

三、计算机辅助精子分析

(一) 计算机辅助精子分析系统

计算机辅助精子分析(CASA)技术是将计算机分析技术和图像处理技术相结合发展起来的一项新的精子分析技术。其原理是采用摄像机或录像机与显微镜连接的方式，跟踪和确定单个精子的活动，根据设定的精子大小和灰度、精子运动的移位及精子运动的有关参数，对采集到的图像进行动态分析处理，并打印结果。CASA系统既可定量分析精子浓度、精子活动力、精子活动率，又可分析精子运动速度和运动轨迹特征。

CASA系统除可以分析精子浓度、活动率、活动力等指标外，在分析精子的运动能力方面也具有独特的优越性，其优缺点见表4-5。

表4-5 CASA系统的优点和缺点

项目	评价
优点	精子运动的指标多，且客观、准确 可以提供精子动力学的量化数据 操作简便、快速，可捕捉的信息量大，可以实现自动化等
缺点	CASA设备昂贵，CASA系统还缺乏统一的国际标准，不同厂家和型号的CASA分析结果缺乏可比性 影响因素：CASA根据人为设定的精子大小和灰度来识别精子，准确性受精液细胞成分和非细胞颗粒的影响；计算精子活动率时，只有精子发生了一定的位移，CASA系统才认为是运动精子，对原地活动的精子则判定为无运动精子。因此，其结果低于实际结果。另外，CASA系统测定的是单个精子的运动参数，缺乏对精子群体的了解局限性；CASA系统对精子浓度检测有一定的局限性，在(20~50)×10⁹/L的范围内检测结果较理想。精子浓度过高时，标本应当稀释，精子浓度过低时应多检查几个视野

（二）精子质量分析仪

20世纪80年代初,精子质量分析仪问世,其可以通过显示精子浓度、精子活动力、精子形态等来反映精子质量。一般通过光电分析来检测,其原理为当光束通过液化的精液时,精液中精子的运动引起光密度的变化。光密度变化包括光密度频率和振幅的变化,频率、振幅变化愈大,则精子质量愈好;反之,则精子质量愈差。精子质量分析仪具有快速、操作简便、结果客观、重复性好、精密度高、参数多等优点,能客观、快速评价精子的质量。但是,精子质量分析仪也具有一定的局限性,它并不能完全取代显微镜检查。

第五节 前列腺液的检验

前列腺液是由前列腺分泌的不透明的淡乳白色液体,是精液的重要组成部分,约占精液的30%。其主要成分有:①电解质,如钾、钠、钙、锌等。②酶,如纤溶酶、酸性磷酸酶、乳酸脱氢酶等。③脂类,如磷脂、胆固醇。④免疫物质,如免疫球蛋白、补体及前列腺特异性抗原。⑤有形成分,如卵磷脂小体、白细胞及上皮细胞等。⑥其他,如精胺、亚精胺、柠檬酸等。前列腺液的功能主要有:①维持精液的酸碱度。②参与精子能量代谢。③抑制细菌生长。④含蛋白水解酶及纤溶酶,促使精液液化。

前列腺液的检验常用于前列腺炎、前列腺脓肿、前列腺肥大、前列腺结石、前列腺结核及前列腺癌等疾病的辅助诊断及疗效观察。

一、前列腺液标本采集

标本采集与运送:前列腺液一般由临床医生行前列腺按摩术后采集,根据标本量的多少,直接涂于载玻片上或弃去第1滴前列腺液后收集在洁净的试管内,立即送检。前列腺按摩时,有时常因触及精囊而将精囊液挤出,故正常采集到的前列腺液严格来讲应为前列腺精囊液。

采集前列腺液需注意：①怀疑有前列腺结核、脓肿、肿瘤或急性炎症且有明显压痛者，应禁止或慎重采集标本。②检查前要禁欲3天；采集标本前要排空尿液，按摩时心情放松。③按摩力度适宜，一次按摩失败或检验结果阴性而又确有临床指征者，可等待3~5 d复查。④如做细菌培养须在无菌操作下采集。⑤采集后立即送检。

二、前列腺液一般检验

(一) 前列腺液理学检验

1.量

健康成人经前列腺按摩1次可采集数滴至2 mL的前列腺液。前列腺液减少见于前列腺炎，如前列腺液减少至采集不到，提示前列腺分泌功能严重不足，常见于某些性功能低下者和前列腺炎患者；前列腺液增多常见于前列腺慢性充血、过度兴奋时。

2.颜色和透明度

健康成人前列腺液为乳白色、稀薄、不透明而有光泽的液体。黄色浑浊、淡黄色黏稠分泌液常见于化脓性前列腺炎或精囊炎；红色提示出血，见于前列腺炎、精囊炎、前列腺结核、前列腺肿瘤等，也可因按摩过度引起。

3.pH 值

健康成人前列腺液的pH值为6.3~6.5，75岁以后pH值可略高。混入精囊液较多时，pH值可增高。

(二) 前列腺液显微镜检查

一般采用非染色直接涂片进行湿片检查，也可用瑞特染色、巴氏染色、H-E染色等进行细胞学形态检查，还可以直接进行革兰染色或抗酸染色，查找病原微生物。

非染色直接涂片法操作简便、快速，临床常用，湿片直接镜检中以细胞和卵磷脂小体成分的检查价值最大；涂片染色检验可清晰辨认细胞结构，适用于炎症细胞、癌细胞等的检验。当直接镜检见到畸形、巨大的细胞或疑似肿瘤细胞时，应做巴氏染色、H-E染色，有助于前列腺肿瘤和前列腺炎的鉴别；直接涂片抗酸染色或革兰染色对前列腺结核及性传播疾病的诊断有较高的应用价值,但病原微生物检出率较低,镜检为阴性时建议进行细菌培养。

第六节　浆膜腔积液的检验

人体的胸膜腔、腹膜腔和心包膜腔统称为浆膜腔。正常情况下,浆膜腔内仅含有少量起润滑作用的液体(胸膜腔液小于20 mL,腹膜腔液小于50 mL,心包膜腔液10~30 mL),一般采集不到。病理情况下,浆膜腔内有大量液体潴留而形成浆膜腔积液。按积液部位不同可分为胸膜腔积液(胸水)、腹膜腔积液(腹水)、心包膜腔积液。根据产生的原因及性质不同,浆膜腔积液分为漏出液和渗出液。

一、浆膜腔积液标本采集

浆膜腔积液标本由临床医生行浆膜腔穿刺术时采集并置于无菌试管内,且根据检验目的需要采用适当的抗凝剂予以抗凝。

为防止标本出现凝块、细胞变形、细菌自溶等问题,标本采集后要及时送检,否则应放置在4 ℃环境下保存。浆膜腔积液标本放置时间过长可引起细胞破坏或纤维蛋白凝集成块,导致细胞分布不均,从而使细胞计数不准确。另外,葡萄糖酵解可造成葡萄糖含量假性降低。浆膜腔积液标本必须由专人或专用的物流系统转运,为保证转运安全及防止标本溢出,转运过程应采用密封的容器;采集标本容器上的标识要清晰,标本收到后应及时检查。浆膜腔积液一般及化学检验必须在采集后2 h内完成,否则应将标本冷藏保存。如果行细胞学计数和细胞分类计数,可将标本保存24 h。

二、浆膜腔积液一般检验

(一)浆膜腔积液理学检验

1.量

正常胸膜腔、腹膜腔和心包膜腔内均有少量的液体,但在病理情况下,液体量增多,其增多的程度与病变部位和病情严重程度有关。

2.颜色

(1)参考区间

淡黄色。

(2)临床意义

病理情况下浆膜腔积液可出现不同的颜色变化,一般渗出液颜色深,漏出液颜色浅。①红色:呈淡红色、暗红色或鲜红色,可由穿刺损伤、结核、肿瘤、内脏损伤、出血性疾病等所致。②乳白色:呈脓性或乳白色,可由化脓性感染时大量的白细胞和细菌,胸导管阻塞或破裂时的真性乳糜液,或含有大量脂肪变性细胞的假性乳糜液所致,有恶臭气味的脓性积液多由厌氧菌引起的感染所致。③绿色:由铜绿假单胞菌感染所致。④咖啡色:多由内脏损伤、恶性肿瘤、出血性疾病及穿刺损伤所致。⑤黄色:可见于各种原因的黄疸。⑥黑色:多由曲霉菌感染引起。

3.透明度

(1)参考区间

清晰透明。

(2)临床意义

浆膜腔积液的透明度常与其所含的细胞、细菌的数量及蛋白质浓度等有关。渗出液因含有大量细菌、细胞而呈不同程度的浑浊;乳糜液因含有大量脂肪也呈浑浊;而漏出液因其所含细胞、蛋白质少,且无细菌而清晰透明或微浑。

4.比重

(1)参考区间

漏出液 < 1.015,渗出液 > 1.018。

(2)临床意义

浆膜腔积液比重高低与其所含溶质的多少有关。

5.酸碱度

(1)参考区间

pH值为 7.40 ~ 7.50。

（2）临床意义

①胸膜腔积液：pH值<7.4提示炎性积液。如pH值<7.3且伴有葡萄糖含量减低，提示类风湿积液、恶性积液或有并发症的炎性积液等；如pH值<6.0，多因胃液进入胸膜腔使pH值减低所致，见于食管破裂或严重脓胸。②腹膜腔积液：腹膜腔积液并发感染时，细菌代谢产生酸性物质过多，使pH值减低。pH值<7.3对自发性细菌性腹膜炎诊断的灵敏度和特异性均为90%。③心包膜腔积液：心包腔积液pH值明显降低可见于风湿性、结核性、化脓性、恶性肿瘤性、尿毒症性心包炎等，其中以恶性肿瘤性、结核性积液的pH值减低程度较明显。

6.凝固性

（1）参考区间

不易凝固。

（2）临床意义

漏出液一般不易凝固或出现凝块。渗出液由于含有较多的纤维蛋白原和细菌、细胞破坏后释放的凝血酶，可有凝块形成，但如果渗出液中含有纤溶酶时，可降解纤维蛋白原，而不出现凝固。

（二）显微镜检查

1.细胞计数

其检查原理与脑脊液细胞计数法相同。标本采集后必须及时送检，防止浆膜腔积液凝固或细胞破坏，影响结果准确性；标本必须混匀，否则影响结果；因穿刺损伤引起的血性浆膜腔积液，白细胞计数结果须校正。

2.有核细胞分类

浆膜腔积液有核细胞分类应在穿刺抽取积液后立即离心沉淀。沉淀物涂片应在瑞特染色后进行。必要时可用细胞玻片离心沉淀仪收集细胞，以提高细胞分类计数的准确性，但离心时速度不能过快，否则会影响细胞形态。

3.结晶

胆固醇结晶是无色透明、缺角四方形结晶，常见于有脂肪变性的陈旧性胸膜腔积液及胆固醇性胸膜炎所致的胸膜腔积液中。

(三) 化学检验

浆膜腔积液的化学检验需将积液离心后取上清液再进行检验,其检验方法与血清化学检验方法相同,且常需要与血清中的某些化学成分同时测定,并对照观察。

1.蛋白质

浆膜腔积液蛋白质检测的方法有黏蛋白定性检查(Rivalta试验)、蛋白质定量检查以及蛋白电泳等。积液中蛋白质定量是鉴别渗出液和漏出液的最有价值的指标,蛋白质测定在不同部位积液中也有不同的价值。①胸膜腔积液:蛋白质单独测定对鉴别积液的性质有一定的误诊率(9.6%~13.6%),需结合其他指标综合判断,如胸膜腔积液蛋白质与血清蛋白质浓度之比大于0.5,则多为渗出液。②心包膜腔积液:蛋白质测定对鉴别心包膜腔积液的性质价值不大。③腹膜腔积液:蛋白质测定,特别是血清腹膜腔积液白蛋白梯度(SAAG)对肝硬化腹膜腔积液与其他疾病所致的腹膜腔积液的鉴别有一定的价值。肝硬化门脉高压性积液SAAG > 11 g/L,而非肝硬化门脉高压所致的腹膜腔积液SAAG < 11 g/L。

2.葡萄糖

葡萄糖测定方法为葡萄糖氧化酶法或己糖激酶法。正常含量为3.6~5.5 mmol/L。漏出液葡萄糖含量较血糖稍减低,但渗出液葡萄糖较血糖明显减低。因此,浆膜腔积液中葡萄糖定量检查对鉴别积液的性质有一定的参考价值。

第七节　关节腔积液的检验

关节腔是由关节面与滑膜围成的裂隙。滑膜内含有丰富的血管和毛细淋巴管,可分泌滑膜液。滑膜液的功能有:①营养、润滑关节面。②排出关节腔内废物。③保护关节,增强关节功能。

正常关节腔滑膜液的量很少,当关节有炎症、损伤等病变时,关节腔滑膜液增多,称为关节腔积液。关节腔积液检验的目的有:①诊断某些关节疾病,如感染性关节炎、类风湿性关节炎、骨关节炎和晶体性关节炎等。②鉴别诊断某些疾病,关节腔积液检验可为淀粉样变性、甲状腺功能减退、血红蛋白沉着症及系统性红斑狼疮等引起的关节病变提供鉴别诊断依据。③减轻损伤和治疗疾病,大量关节腔积液伴关节张力增高时,穿刺抽取积液可减轻症状及潜在的关节损伤;通过穿刺注射药物可以达到治疗的目的。

一、关节腔积液标本采集

关节腔积液标本由临床医生采用关节腔穿刺术获取。

关节腔积液穿刺标本应分装在3支无菌试管内,第一管做理学和微生物学检验,第二管加用适量肝素抗凝做化学检验和细胞学检验,第三管不加抗凝剂用于观察积液的凝固性。关节腔积液保存应注意:①严格执行无菌操作。②穿刺后标本应及时送检,否则,应先分离细胞后再保存,以免因细胞内酶释放而改变积液成分。2～4℃环境下可保存10 d,必要时于-20℃环境下冷冻保存。③试验性关节腔穿刺为阳性,可将穿刺针眼内的血液成分或组织做晶体检查和革兰染色及培养等。④怀疑关节感染而穿刺结果又为阴性时,则取少量生理盐水清洗关节腔,将清洗液做细菌培养。⑤积液抗凝时不宜选用影响积液结晶检查的抗凝剂。

二、关节腔积液一般检验

(一) 关节腔积液的理学检验

1.量

(1)参考区间

0.1～2.0 mL。

(2)临床意义

正常关节腔内液体极少,且很难采集。在关节有炎症、创伤或化脓性感染时,关节腔积液量增多,且积液的多少可初步反映关节局部刺激、炎症或感染的严重程度。关节腔积液增多而采集困难可能与关节腔内有纤维蛋白、米粒体和积液黏稠度过高,以及穿刺针太细和穿刺部位不当有关。关节创伤或化脓性感染时,积液量增多而易于采集。

2.颜色

(1)参考区间

黄色、草黄色或无色黏稠液体。

(2)临床意义

病理情况下,关节腔积液可出现不同的颜色变化(见表4-6)。

表4-6　关节腔积液颜色变化及临床意义

颜色	临床意义
淡黄色	关节腔穿刺损伤时红细胞渗出或轻微炎症
红色	各种原因引起的出血,如创伤、全身出血性疾病、恶性肿瘤、关节置换术后、血小板减少症
褐色或黄褐色	陈旧性出血
乳白色	结核性、慢性类风湿性关节炎,痛风,系统性红斑狼疮,丝虫病,积液中有大量结晶
脓性黄色	细菌感染性关节炎
绿色	铜绿假单胞菌性关节炎
黑色	褐黄病
金黄色	积液内胆固醇含量增高

3.透明度

(1)参考区间

清晰透明。

(2)临床意义

正常关节腔滑膜液清晰透明。关节腔积液浑浊主要与细胞成分、细菌、蛋白质增多有关,多见于炎性积液。炎性病变越重,浑浊越明显,甚至呈脓性。积液内含有结晶、纤维蛋白、类淀粉样物、软组织碎屑或米粒体等也可致其浑浊,但较少见。

4.黏稠度

(1)参考区间

高度黏稠。

(2)临床意义

正常的关节腔滑膜液,因其中含有丰富的透明质酸而富有高度的黏稠度,拉丝长度为2.5~5.0 cm,黏稠度的高低与透明质酸的浓度和质量呈正相关。炎性积液时,黏稠度减低。关节炎症越重,积液的黏稠度越低。重度水肿、外伤引起的急性关节腔积液,因透明质酸被稀释,即使无炎症,黏稠度也减低。

5.凝块形成

(1)参考区间

无凝块。

(2)临床意义

正常关节腔滑膜液由于不含纤维蛋白原及其他凝血因子,因此不发生凝固现象。当关节有炎症时,血浆中凝血因子渗出增多,可使积液有凝块形成,且凝块形成的速度、大小与炎症的程度呈正比。根据凝块占试管中积液体积的多少,将凝块形成程度分为3度。①轻度凝块形成:凝块占试管中积液体积的1/4,见于骨关节炎、系统性红斑狼疮、系统性硬化症及骨肿瘤等。②中度凝块形成:凝块占试管内积液体积的1/2,见于类风湿性关节炎、晶体性关节炎等。③重度凝块形成:凝块占试管内积液体积的2/3,见于结核性、化脓性、类风湿性关节炎等。

(二) 关节腔积液的化学检验

1.黏蛋白凝块形成试验

黏蛋白凝块形成试验有助于支持关节腔积液理学检验的阳性结果。同时,黏蛋白凝块形成试验仍是几种测定关节腔积液透明质酸方法中最有效可行的方法。

正常关节腔滑膜液中含有大量的黏蛋白,是透明质酸与蛋白质的复合物,呈黏稠状,在乙酸的作用下,形成坚实的黏蛋白凝块,该试验则有助于反映透明质酸的含量和聚合作用。正常关节腔滑膜液的黏蛋白凝块形成良好。关节腔积液黏蛋白凝块形成不良与透明质酸和蛋白质的复合物被稀释或破坏,以及蛋白质含量增高有关,多见于化脓性关节炎、结核性关节炎、类风湿性关节炎及痛风。特殊情况下,如创伤性关节炎、系统性红斑狼疮时黏蛋白凝块形成也良好。

2.蛋白质定量

(1)参考区间

正常关节腔滑膜液总蛋白为11~30 g/L,其中,白蛋白与球蛋白之比为4:1,无纤维蛋白原。

(2)临床意义

感染性关节炎时,由于滑膜液渗出增多,关节腔积液中的总蛋白、白蛋白、球蛋白和纤维蛋白原均增高,且关节腔积液中蛋白质高低可反映关节感染的程度。关节腔积液中蛋白质增高最明显的病变是化脓性关节炎,其次是类风湿性关节炎和创伤性关节炎。

3.葡萄糖定量

葡萄糖定量的参考区间是3.3~5.3 mmol/L。关节腔积液葡萄糖测定时,一定要与空腹血糖测定同时进行,特别是禁食或低血糖时。因餐后血糖与关节腔积液葡萄糖的平衡较慢且不易预测,因此,以空腹时关节腔积液葡萄糖浓度为准。应采用含氟化物的试管留取积液标本,并且采集后立即检测,以防白细胞将葡萄糖转化为乳酸,影响结果的准确性。

正常关节腔滑膜液的葡萄糖浓度较血糖略低,两者相差小于0.5 mmol/L。化脓性关节炎时,由于白细胞增多将葡萄糖转化为乳酸,以及细菌对葡萄糖的消耗增多而使葡萄糖含量减低,血糖与关节腔积液葡萄糖浓度的差值增大(超过2.2 mmol/L)。结核性关节炎、类风湿性关节炎时关节腔积液葡萄糖浓度也减低,但其减低程度比化脓性关节炎低。

4.乳酸测定

(1)参考区间

1.0~1.8 mmol/L。

(2)临床意义

严重化脓性关节炎时,在测定关节腔积液葡萄糖含量的同时,也要测定乳酸含量。化脓性关节炎关节腔积液的细胞对葡萄糖的利用和需氧量增高,同时也因局部炎症使血运不足及低氧代谢等导致乳酸含量增高。类风湿性关节炎患者的积液中乳酸含量可轻度增高,而淋病奈瑟菌感染时关节腔积液中乳酸含量可正常。虽然关节腔积液乳酸测定的特异性较差,但也可作为一种早期诊断关节感染的指标之一。

5.类风湿因子

类风湿因子(RF)是一种以变性 IgG 为靶抗原的自身抗体。

(1)参考区间

阴性。

(2)临床意义

约有60%的类风湿性关节炎患者血清 RF 呈阳性,关节腔积液 RF 阳性率较血清高,但并无特异性。许多感染性和非感染性疾病也可出现RF 阳性,结核性关节炎的关节腔积液 RF 也呈阳性。

6.抗核抗体

抗核抗体(ANA)是一类具有抗各种细胞核成分的自身抗体的总称。

(1)参考区间

阴性。

(2)临床意义

ANA 除了存在于血清中,也可以存在于关节腔积液、胸膜腔积液和尿液中。70%的系统性红斑狼疮和20%的类风湿性关节炎患者的关节腔积液中可检测出 ANA,因此,系统性红斑狼疮患者如有关节炎,可采集关节腔积液标本检查 ANA。

7.补体

补体蛋白通常以活化蛋白前体的形式存在于体液中,在不同激活物的作用下,补体各成分可依不同的途径被活化,表现出生物活性,最终导致溶细胞效应。

(1)参考区间

正常关节腔滑膜液中的补体含量约为血清补体的10%。

（2）临床意义

风湿性关节炎患者血清补体多正常，而关节腔积液补体可降低30%；活动性系统性红斑狼疮患者血清和关节腔积液补体均减低；感染性关节炎、痛风和赖特综合征患者关节腔积液补体含量可增高，且补体增高程度与关节腔积液蛋白质含量呈正相关。

（三）显微镜检查

显微镜检查是关节腔积液检查的重要内容之一。主要检查内容有血细胞、结晶、特殊细胞等。关节腔积液显微镜检查应注意：①积液要充分混匀。②采用生理盐水或白细胞稀释液合理稀释积液，不能用草酸盐或乙酸稀释，以防黏蛋白凝块的形成。③标本采集后应立即检查，以防白细胞自发凝集和产生假性晶体。

1.细胞计数

正常关节腔滑膜液中无红细胞，白细胞极少，为$(0.2\sim0.7)\times10^9/L$。虽然白细胞计数对诊断关节病变无特异性，但可初步区分炎症性和非炎症性积液。关节炎症时白细胞总数增高，化脓性关节炎的白细胞总数往往超过$50\times10^9/L$；急性痛风、风湿性关节炎时白细胞总数可达$20\times10^9/L$。但淋病奈瑟菌感染的早期，关节腔积液白细胞总数一般不增高。

2.细胞分类计数

正常关节腔滑膜液中的细胞，以单核吞噬细胞为主，约占总细胞数的65%，淋巴细胞约占10%，中性粒细胞约占20%，偶见软骨细胞和组织细胞。炎症性积液的中性粒细胞可超过75%，以75%为诊断临界值。

3.结晶

结晶检查也是关节腔积液检查的重要内容之一。除一般生物光学显微镜检查外，最好采用偏振光显微镜检查，以进一步鉴别结晶的类型。关节腔积液中，常见的结晶有尿酸盐结晶、焦磷酸钙结晶、磷灰石结晶、草酸钙结晶等，见于各种痛风。外源性结晶多见于关节手术中手套的滑石粉脱落形成的结晶，以及治疗时注射皮质类固醇形成的结晶，不同类型的结晶可同时存在。关节腔积液结晶检查主要用于鉴别痛风和假性痛风。

4.特殊细胞检查

关节腔积液显微镜检查除了检查血细胞、结晶外,还需将积液制成涂片。可经吉姆萨或瑞特染色寻找肿瘤细胞及其他特殊细胞。

第八节　羊水的检验

羊水(AF)是母体妊娠期血浆通过胎膜进入羊膜腔的液体。在妊娠的不同时期,羊水的来源及其成分均不同,羊水既来自母体,也来自胎儿。妊娠早期,羊水成分与母体组织液相似;妊娠早期的羊水主要是母体血浆经胎膜进入羊膜腔的漏出液,也可通过未角化胎儿皮肤及胎盘表面的羊膜而产生,其成分与母体血浆相似。妊娠11～14周胎儿肾脏已有排泄功能,可将胎尿排入羊水。妊娠中期以后,胎儿尿液则成为羊水的主要来源,特征为代谢产物如尿酸、肌酐和尿素的含量逐渐增高,而羊水的渗透压逐渐降低。母体、胎儿和羊水之间通过不断的液体交换,维持着羊水量的动态平衡。羊水中98%～99%是水分,1%～2%是溶质,还有极少量的细胞成分。羊水检验可以了解胎儿生长发育情况(如胎儿成熟度)或诊断遗传性疾病等。目前,羊水检验用于产前诊断正越来越多地受到重视。

一、羊水标本采集

羊水标本多由临床医生穿刺羊膜腔获得。根据羊水检验的目的来选择穿刺时间。诊断遗传性疾病可在妊娠16～20周时经羊膜腔穿刺,则在妊娠26～36周穿刺,判断胎儿成熟度则在妊娠晚期(35周以后)穿刺采集标本。属中期妊娠的羊水细胞可用作染色体核型分析或先天性代谢缺陷病检查。属晚期妊娠的沉淀物适合用作脂肪细胞及其他有形成分检查。

根据羊水检验的目的采取不同保存方法和羊水组分。一般应采集20～30 mL标本,并立即送检,以避免细胞及化学成分受影响。否则,应置于4℃的环境中保存,但不能超过24 h。细胞培养和染色体分析标本应置于37℃的环境中保存,在离心取沉淀物后做染色体核型分析、脂肪细胞及其他有形成分检查。细胞学检查标本应避免使用玻璃容器,避免细胞黏附于玻璃。胆红素测定标本,应用棕色容器避光保存;离心羊水标本应取上清液做化学分析,且在冷冻下转运。

二、羊水一般检验

(一)羊水理学检验

1.颜色和透明度

正常妊娠早期羊水为无色、清晰、透明。妊娠晚期由于上皮细胞、胎脂等混入,羊水可稍浑浊。病理情况下,羊水颜色可有以下几种变化(见表4-7)。

表4-7　羊水颜色变化与临床意义

颜色	临床意义
黄色、深黄色	提示羊水中胆红素增多,见于遗传性红细胞异常、胎儿溶血病、畸形儿(如无脑儿或十二指肠闭锁儿)
绿色	提示羊水被胎粪污染,多见于胎儿宫内窘迫
红色	提示出血,多见于穿刺损伤、胎盘早剥
棕色或褐色	提示宫内有陈旧性出血,多见于胎死宫内
黏稠黄色	多见于过期妊娠或胎盘功能减退

2.量

正常妊娠时,随着妊娠时间的增加,羊水量会逐渐增加,以达到保护胎儿的目的。妊娠32～36周时羊水量达高峰,分娩前2～4周开始逐渐减少,妊娠足月时羊水量约800 mL。

羊水量的测量方法有3种。①B型超声诊断法:以测定羊水最大暗区垂直深度(AFV)表示羊水量,此法简便易行、无创无痛,准确性高;也可用羊水指数(AFI)法检测羊水量,AFI法优于AFV法,更敏感、更准确。②直接法:产妇破膜后直接收集羊水测定其量,但此法对某些疾病不能作出早期诊断。③间接法:将已知剂量的对氨马尿酸钠等标记物注入羊膜腔内,根据标记物的稀释程度间接求出羊水量。

羊水过多:妊娠任何时期羊水量大于 2 000 mL 者为羊水过多,见于胎儿畸形、多胎妊娠、孕妇和胎儿疾病、胎盘与脐带病变、特发性羊水过多等。

羊水过少:足月妊娠时羊水量小于 300 mL 为羊水过少,见于胎儿畸形、过期妊娠、胎儿宫内发育迟缓、羊膜病变等。

(二) 羊水化学检验

早期妊娠羊水成分与母体血浆成分相似,只是蛋白质含量偏低。其中 98%~99% 为水分,1%~2% 为溶质。溶质成分中有 50% 无机物、少量有机物及胎儿与羊膜的脱落细胞和代谢物。随着妊娠进展,羊水成分不断地改变,在妊娠 16 周后,胎尿成为羊水的主要来源,此时羊水成分也发生相应变化,肌酐、尿素、尿酸、钾离子等含量逐渐增高,渗透压减低,钠离子减低。羊水化学检验项目较多,对预测和了解胎儿的生长发育、某些遗传性疾病的诊断有重要意义。

三、胎儿成熟度检查

胎儿成熟度检查,是为高危妊娠患者选择有利的分娩时机和确定处理方针以降低新生儿死亡率的重要依据。胎儿成熟度检查主要是通过检测羊水中某种成分来评价相关器官的功能状况。

(一) 胎儿肺成熟度

卵磷脂(L)与鞘磷脂(S)是肺表面活性物质的主要成分,是观察胎儿肺成熟度的重要指标,通常以羊水泡沫试验、卵磷脂与鞘磷脂(L/S)比值测定、磷脂酰甘油(PG)测定、羊水吸光度测定作为评估方法。

1.羊水泡沫试验

羊水上清液经震荡后,在试管液面上形成稳定的泡沫层。在抗泡剂乙醇的作用下,由蛋白质、胆盐、游离脂肪酸和不饱和磷脂等形成的泡沫被迅速消除,而羊水中的肺泡表面活性物质经振荡后所形成的泡沫层在室温下可保持数小时。羊水泡沫试验是最常用的床边试验,操作简单,无须特殊设备,报告迅速,为间接估量羊水磷脂的方法。

2.卵磷脂与鞘磷脂比值测定

肺泡表面活性物质的生理功能是维持肺泡的稳定性,防止在呼气终末时肺泡塌陷。磷脂是肺泡表面活性物质的主要成分,其中卵磷脂与鞘磷脂在妊娠34周前含量接近。妊娠35周开始,卵磷脂的合成明显加快,至妊娠37周达到高峰。采用薄层层析色谱法(TLC)可区分出两者的位置。将标本与标准品对照,测量标本的卵磷脂与鞘磷脂色谱斑面积或用光密度计扫描并求出卵磷脂与鞘磷脂的比值。卵磷脂与鞘磷脂比值测定是临床评估胎儿肺成熟度的准确性高的参考方法,但测定费力、耗时,需特殊试剂、标准品和器材,且标本离心过速、时间过长、溶血、胎粪及薄层层析色谱法的精密度均影响测定的准确性。

3.磷脂酰甘油测定

磷脂酰甘油在妊娠35周后出现于羊水中,其含量随妊娠时间的延长而增加,可用酶法或用快速胶乳凝集试验测定。磷脂酰甘油测定可直接检测羊水中的卵磷脂和磷脂酰甘油,其结果不受血液或胎粪的影响,灵敏度和特异性高。

4.羊水吸光度测定

羊水中磷脂类物质的含量与其浊度之间呈正比。在波长为650 nm时,羊水中磷脂类物质越多,则吸光度越大。羊水吸光度测定是间接估量羊水磷脂的方法,但易受磷脂类物质以外其他羊水成分浊度的影响。

(二) 胎儿肾脏成熟度

随着妊娠的进展,胎儿肾脏逐渐成熟,测定羊水肌酐和葡萄糖的含量可作为评估、观察胎儿肾脏成熟度的指标。妊娠37周,肌酐 > 176.8 mmol/L,葡萄糖 < 0.56 mmol/L,均提示胎儿肾脏成熟。羊水肌酐是一项反映胎儿肾脏成熟度的可靠指标,但其浓度受羊水量和胎儿肌肉发育程度及孕妇血浆肌酐浓度的影响,在结果解释时须加以注意。个体间的羊水葡萄糖含量存在较大的差异,评价肾脏成熟度的能力较羊水肌酐差。

(三) 胎儿肝脏成熟度

胎儿肝脏成熟后处理间接胆红素的能力增强,排入羊水中的胆红素逐渐减少,提示羊水中胆红素浓度与胎儿肝脏酶系统发育成熟程度有关。检测羊水中胆红素浓度可以反映胎儿肝脏成熟度,孕晚期羊水中胆红素光密度 <0.02 即提示胎儿肝脏成熟。胎儿患溶血症时,羊水中间接胆红素可明显增高。

红细胞溶解产生的胆红素通过肝脏处理,但胎儿肝脏未成熟时代谢胆红素的能力低下,使羊水中胆红素增高。随着孕龄增加,胎儿肝脏发育逐渐成熟,羊水中胆红素随之下降,故测定羊水中胆红素可反映胎儿肝脏成熟度。

需注意,标本采集后应立即离心取上清液测定或保存,做化学分析。羊水胆红素测定时,为防止标本受光氧化,应使用棕色容器等避光容器。因血液中氧合血红蛋白和胎粪在波长 412～540 nm 处也有吸收峰值,故应避免混有血液和胎粪的标本。应定期校准分光光度计的波长。

(四) 胎儿皮肤成熟度

羊水中脂肪细胞随胎龄增加而增高,计数羊水中的脂肪细胞的百分率可作为胎儿皮肤成熟度的指标。

将羊水沉淀物用硫酸尼罗蓝染色,镜下观察可见脂肪细胞被染成橘黄色,无核,其他细胞呈蓝色。计数 200～500 个细胞,然后计算出脂肪细胞的百分率。

需注意,羊水细胞会黏附于玻璃,应避免用玻璃容器采集标本。羊水标本一般采集 20～30 mL,并立即离心取沉淀物检查,以保证细胞成分不受影响。

(五) 胎儿唾液腺成熟度

羊水中唾液腺淀粉酶在妊娠 36 周后随妊娠的进展而逐渐增强,而血清淀粉酶则无变化,证明羊水中的淀粉酶来源于胎儿的胰腺(P型)和胎儿唾液腺(S型),故测定羊水淀粉酶的活性是评估胎儿唾液腺成熟度的可靠指标之一。

羊水淀粉酶测定方法简单、快速,测定结果与卵磷脂和鞘磷脂的比值有良好的相关性,是判断胎儿唾液腺成熟度的良好指标。羊水淀粉酶测定会受到母体羊水量的影响。妊娠期间胰腺淀粉酶同工酶(Ap)与妊娠的进展变化不大,而唾液腺淀粉酶同工酶(As)则随妊娠的进展而迅速增加。因此,可分别测定 Ap 和 As,计算 Ap/As 比值,以提高判断的可靠性。

　　羊水淀粉酶来自胎儿胰腺和唾液腺,妊娠28周前两者变化不大,但妊娠36周后 As 迅速上升,故羊水淀粉酶测定于36周后取标本较为适宜。测定管吸光值小于空白管吸光度的一半时,应加大血清的稀释倍数或减少血清标本,测定结果须乘以稀释倍数,以减少酶与底物水解不完全引起的误差。

四、羊水检验的临床应用

　　妊娠期羊水检验是一种宫内诊断的方法,进行产前羊水检验对监测胎儿生长发育情况及诊断各种先天性和遗传性疾病有重要的意义。羊水检验主要应用于先天性遗传性疾病的产前诊断,先天性遗传性疾病包括染色体病、单基因遗传病和多基因遗传病。采取生物化学、细胞遗传学和分子生物学等检验技术,分析胎儿染色体核型,检测羊水生化项目和胎儿脱落细胞,可协助医生判断胎儿是否有先天性遗传性疾病。

第五章 临床微生物学检验技术及应用

第一节　临床细菌学检验

一、细菌标本采集与处理的原则

细菌的培养、分离是临床细菌检验室的常规工作,具体包括正确处理送检标本,根据待检标本的性质、培养目的及所用培养基的种类选用适宜的接种和分离培养方法,应用无菌操作技术进行标本的接种和培养、分离,以便于后期的细菌生化鉴定及抗菌药物敏感试验等。其中正确采集、运送、接收与处理细菌检验标本,对保证临床细菌检验工作的质量至关重要。为了准确检出病原菌,避免漏检及误诊,临床医护人员及细菌检验室工作人员应掌握细菌检验标本采集、运送、接收与处理的一般原则。

(一) 标本采集的一般原则

1.早期采集

最好在病程的早期或急性期采集标本,且最好在使用抗生素之前采集,以确保病原菌的检出率。

2.无菌操作

采集标本时应尽量减少或避免感染部位附近皮肤或黏膜常驻菌群的污染和周围环境中外源性细菌的污染,通常要求采集人员进行严格的清洗、消毒后,从窦道深部取材,以免造成病原菌与正常菌群相混淆致使临床误诊。

3.标本适量

应取适量的标本送检,标本量过少可能导致假阴性结果。有研究表明,血液标本的采血量与细菌检出率呈正比,一般对于成人患者推荐的采血量为每瓶不少于5 mL,婴幼儿患者采血量为每瓶不少于2 mL。

4.正确的采集方法

不同类型的标本采集方法不同,相同类型的标本若待检测细菌类型(厌氧菌、需氧菌或兼性厌氧菌以及L型细菌)不同,采集方法也不同,因此一定要选用最适宜的方法进行采集。

例如,欲培养厌氧菌的尿液标本,应用膀胱穿刺采集法,消毒后用注射器穿刺膀胱抽取5～10 mL尿液送检。若培养需氧菌或兼性厌氧菌,一般只取中段尿送检。

5.合适的标本容器

标本应置于无菌、密闭、防渗漏的容器中运送,必要时置于运送培养基中运送。如痰培养标本使用一次性无菌广口带盖容器,胸膜腔积液、腹膜腔积液使用螺旋盖试管。注意容器灭菌后不能使用消毒剂处理,也不得添加防腐剂,以免降低病原菌的分离率。

(二) 标本的运送原则

(1)标本采集后应立即送检,若有延迟,也应在2 h内送至细菌检验室,否则会影响病原菌的检出率。一般的细菌培养标本延迟送检时,应置于4℃冰箱保存,且不应超过24 h。

(2)临床标本最佳的运送时间取决于取材的量。少量液体(小于1 mL)或组织(小于1 cm³)应在15～30 min送至细菌检验室,以免蒸发、干燥及暴露于周围环境。较多量的标本置于运送培养基中可存放12～24 h。

(3)若标本中有疑似对周围环境敏感的微生物,如淋病奈瑟菌,脑膜炎球菌和流感嗜血杆菌(低温易死亡),应立即保温运送和及时处理。

(4)从一个细菌检验室运送至另一个细菌检验室的临床标本及感染性物质,不管距离多远,应严格注意标本的包装,且应注明注意事项。

(三) 标本的接收与处理原则

送到细菌检验室的标本若没有按要求选材、采集或运送,检验这些未受质量控制的标本得出的结果,可能会给临床医生提供错误的信息,误导诊断和治疗。因此,细菌检验室必须建立严格的接收或拒收标准,具体如下。

1.接收标准

(1)时间明确

将标本送至细菌检验室时,应在申请单上注明接收时间和日期。

(2)信息完整

申请单和标本标签应包括以下内容:患者的姓名、年龄、性别、科室及床号、标本来源及收集时间和日期、送检目的、申请医生的姓名等。

(3)标本合理

有一些标本可能不能给临床提供有价值的信息,应拒收,同时提出建议或改进方法。

(4)标本合格

对于用非创伤方法获得的不合格标本(尿液、痰液、咽拭子标本),应通知临床医生或护士重新送检。对于有创伤程序而获得的不合格标本(针抽吸物、体液或组织),应与主管医生或采集标本的医生协商后,再处理标本,并在报告单上注明,提示不合格标本若不能重复采样可能对结果有影响。

(5)符合送检目的

标本与送检目的不符合时(如要求厌氧培养的标本在送检过程中接触空气),不需处理,应与送检医生联系,指出不符合的原因,并按要求重新采集标本送检。

2.拒收标准

细菌检验室遇到下列情况时应拒绝接收标本,并及时通知收集标本的医生或护士,说明拒收原因,同时登记备案。常见的拒收原因为:①不正确的运送温度。②不正确的运送工具。③送检时间延长。④标本容器上未贴标签或错贴标签。⑤标本有泄漏。⑥盛标本的容器被压碎或有破裂。⑦标本有明显污染。⑧标本量不足或已干稠。⑨24 h内重复送检的标本(血培养除外)。⑩对某种实验不适合的标本(如用尿液标本做支原体培养等)。

3.标本的处理

（1）特殊标本的处理

在特殊情况下，例如，疑难病症、罕见病例或传染性疾病会诊时采集到的标本，即使临床所提供的标本质量不合格，也应进行处理，但要在报告单上注明，提示不合格标本可能对结果有影响。

（2）无菌体液标本的处理

无菌体液标本可能预示着患者有严重的或对生命有威胁的疾病，应立刻做适当的处理。

（3）合格标本的处理

实验室收到合格的标本后，应立即处置。根据标本类型、检验目的和可能存在的病原菌等信息，选择合适的培养基及培养环境。

（4）疑似标本的处理

对可能混有正常菌群的标本，如尿液标本，应做定量细菌培养。对于不能精确定量或常规定量操作较困难的痰液、伤口分泌物、拭子等标本，应在标本接种的同时，直接涂片进行革兰染色，以了解标本中炎性细胞和细菌的分布情况，在报告给临床科室的同时，也可为培养结果提供参考依据。

二、细菌的形态学检查

细菌的形态学检查是细菌检验中极其重要的手段之一，是细菌分类和鉴定的基础。由于细菌体积微小，因此，细菌形态学检查需要借助显微镜。通过显微镜的观察，可以迅速了解标本中有无细菌及其大致的数量，以及细菌的形态、大小、排列、结构、染色特性和运动情况，为进一步鉴定提供参考依据。

根据是否染色，形态学检查方法分为两大类，即染色检查法和不染色检查法。

（一）染色检查法的临床意义

染色检查法是应用不同染色技术使细菌着色，再用显微镜观察的方法。细菌着色后，细菌的可视性增加，因此在细菌的鉴别上较不染色检查法有更广泛的应用。细菌常用的染色法有单染色法、复染色法。标本经复染色法染色后对细菌的形态、大小、排列、结构和染色特性进行观察,不仅可验证培养物是否为纯种,还可作为细菌分类和鉴定不可缺少的组成部分。此外,对细菌鞭毛、芽孢等特殊结构进行染色检查,对于鉴定细菌亦有重要的作用。

(二) 染色检查法的注意事项

(1)制片时涂片厚薄要适宜,以菌膜刚好能透过字迹为宜(半透明)。在火焰上固定时要掌握火候,既要杀死细菌,又不能破坏细菌原有形态。

(2)革兰染色脱色时间长短要适宜,如果涂层较厚,应相应延长脱色时间,如涂层较薄,则相应缩短脱色时间,脱色时应不断旋转载玻片,使其充分均匀脱色,通常脱到乙醇中没有紫色流下即可。

(3)抗酸染色中若未见到染成红色的菌体,可能是标本中结核分枝杆菌过少,制片过程中未取到菌,也可能是在初染过程中时间短或加热不得当,而使结核分枝杆菌未成功着色。

(4)在芽孢染色中,初染加热至产生蒸汽即可,不可煮沸,也不可使其干涸,否则芽孢着色效果不好。

(5)在鞭毛染色中,载玻片一定要洁净、无油污,以免影响菌体形态;涂片时要尽量使细菌自由分散于蒸馏水中,切勿搅动和研磨,以免鞭毛脱落;菌膜要自然干燥,以免破坏鞭毛的形态。

(6)在荚膜染色过程中,一般不加热固定,以免荚膜皱缩变形。

(7)金胺O、吖啶橙荧光易衰减,应尽量避光操作。

(三) 不染色检查法的临床意义

不染色检查法就是直接用显微镜观察活体细菌的形态、大小及运动方式的一种方法。主要用于观察细菌的动力,常用的方法有悬滴法和压滴法等。

(四) 不染色检查法的注意事项

(1)不染色检查法观察细菌动力时,应选用新鲜的幼龄细菌培养物。观察时应在20℃以上的环境中进行。

（2）应注意区别细菌发生的真正运动和布朗运动,有鞭毛的细菌发生的定向运动为真正运动。无鞭毛的细菌在液体中受水分子的撞击而呈现的颤动则为布朗运动(即分子运动)。

（3）不染色标本的观察应注意调节显微镜的光线,稍暗的视野有利于观察菌体运动。

三、抗菌药物敏感试验

抗菌药物敏感试验的目的是检测可能引起感染的细菌对一种或多种抗生素的敏感性,对指导临床用药和防止滥用抗生素有重要意义。主要检测方法包括纸片扩散法、稀释法(肉汤稀释法和琼脂稀释法)、E试验法和微量棋盘稀释法联合药敏实验。

(一) 纸片扩散法

纸片扩散法又称Kirby-Bauer(K-B)法,通过测量药敏纸片的抑菌环直径的大小区分敏感度。由于纸片扩散法在抗生素的选择上具有灵活性,且花费低廉,被WHO推荐为定性药敏试验的基本方法而广泛应用。

将含有定量抗生素的纸片贴在已接种测试菌的琼脂平板上,纸片中所含的药物吸收琼脂中水分溶解后不断向纸片周围扩散形成递减的梯度浓度,在纸片周围抑菌浓度范围内测试菌的生长被抑制,从而形成透明圈即为抑菌圈。抑菌圈直径的大小反映测试菌对测定药物的敏感程度,并与该药对测试菌的最低抑菌浓度(MIC)呈负相关,即抑菌圈直径越大,MIC越小。

(二) 稀释法

稀释法药敏试验可用于定量测定抗生素对细菌的体外抑菌活性,分为肉汤稀释法和琼脂稀释法。肉汤稀释法根据肉汤使用量分为宏量肉汤稀释法和微量肉汤稀释法:前者肉汤量每管 > 1.0 mL(通常为2.0 mL),后者肉汤量每孔0.1 mL。商品化的微量稀释板上含有多种经对倍稀释的冻干抗生素,操作方便,广泛应用于临床。

稀释法多用于抗生素抗菌效力的测定和新药的研发,目前临床的自动化或半自动化的药敏试验多采用与此类似的微量稀释法。

(三) E 试验法

E 试验法是一种结合稀释法和扩散法原理对抗生素药敏试验直接定量的药敏试验技术。

(四) 微量棋盘稀释法联合药敏试验

棋盘稀释法是目前临床实验室常用的定量方法,利用肉汤稀释法原理,计算部分抑菌浓度(FIC)指数,根据 FIC 指数评估测定细菌对联合药物的敏感度。

四、医院内感染的微生物监测

(一) 常用消毒剂消毒效果的监测

1. 采样方法

用无菌吸管按无菌操作方法吸取 1 mL 被检消毒剂,加入 9 mL 中和剂混匀。醇类与酚类消毒剂用普通营养肉汤中和;含氯消毒剂、含碘消毒剂和过氧化物消毒剂用含 0.1%~0.3% 硫代硫酸钠中和剂;氯己定、季铵盐类消毒剂用含 0.3% 吐温 80 和 0.3% 卵磷脂中和剂;醛类消毒剂用含 0.3% 甘氨酸中和剂;含有表面活性剂的各种复方消毒剂可在中和剂中加入吐温 80,也可使用该消毒剂消毒效果检测的中和剂鉴定实验确定的中和剂。

2. 检测方法

用无菌吸管吸取一定稀释比例的中和后的混合液 10 mL 接种平皿,将冷却为 40~45℃ 的溶化营养琼脂培养基每皿倾注 15~20 mL,置于 (36±1)℃ 恒温箱培养 72 h 后计数菌落数;怀疑与医院内感染暴发有关时,应进行目标微生物的检测。

3. 结果计算方法

消毒液染菌量(CFU/mL)=平均每皿菌落数×10×稀释倍数。

4. 结果判断

使用中灭菌用消毒剂:无菌生长。

使用中皮肤黏膜消毒剂染菌量:<10 CFU/mL。

其他使用中消毒剂染菌量:<100 CFU/mL。

5.注意事项

采样后4 h内检测。

(二) 手、空气、物体表面等消毒效果的监测

1.手卫生的监测方法

(1)采样方法

被检人员洗手消毒后,五指并拢,将棉拭子浸泡在含有相应中和剂的无菌洗脱液中。用棉拭子从双手指屈面从指根到指端往返涂擦2次(一只手涂擦面积约30 cm²),并随之转动采样棉拭子。剪去操作者手接触部位,将棉拭子投入10 mL含有相应中和剂的无菌洗脱液试管内,立即送检。

(2)检测方法

将采样管在混匀器上振荡20 s或用力振打80次。用无菌吸管吸取1 mL待检样本接种于无菌平皿。每一样本接种于2个平皿,再加入已经溶化的45 ~ 48℃的营养琼脂15 ~ 18 mL,边倾注边摇匀,待琼脂凝固。将平皿置于(36±1)℃恒温培养箱培养48 h,计数菌落数。

(3)结果计算方法

$$细菌菌落总数(CFU/cm^2) = \frac{平皿上菌落数 × 稀释倍数}{采样面积(cm^2)}$$

(4)结果判断

Ⅰ类和Ⅱ类区域医务人员的手卫生要求细菌总数 < 5 CFU/cm²,Ⅰ类和Ⅱ类区域包括层流洁净手术室、层流洁净病房、普通手术室、产房、普通保护性隔离室、供应室洁净区、烧伤病房、重症监护病房等。

Ⅲ类区域医务人员的手卫生要求细菌总数 < 10 CFU/cm²,Ⅲ类区域包括儿科病房、妇产科检查室、注射室、换药室、治疗室、供应室清洁区、急诊室、化验室及各类普通病房和房间等。

Ⅳ类区域医务人员的手卫生要求细菌总数 < 15 CFU/cm²,Ⅳ类区域包括感染疾病科、传染病科及传染科病房。

各类区域医务人员的手均不得检出致病微生物。

2.空气消毒效果的监测

(1)空气消毒效果的监测方法

洁净手术部(室)及其他洁净用房可选择沉降法或浮游菌法,参照《医院洁净手术部建筑技术规范》(GB50333-2013)要求进行监测。浮游菌法可选择六级撞击式空气采样器或其他经验证的空气采样器。未采用洁净技术净化空气的房间采用沉降法。

(2)采样方法

将普通营养琼脂平板(直径为9 cm)放在室内各采样点,采样高度为距离地面0.8~1.5 m;采样时将平板盖打开,扣放于平板旁,暴露规定时间后盖上平皿盖及时送检。

(3)检测方法

将送检平皿置于(36±1)℃恒温培养箱培养48 h后计数菌落数。怀疑与医院内感染暴发有关时,应进行目标微生物的检测。

(4)结果计算方法

沉降法按平均每皿的菌落数报告,单位为CFU/(暴露时间·皿)。

(5)结果判断

洁净手术部(室)和其他洁净场所,空气中的细菌菌落总数要求应遵循《医院洁净手术部建筑技术规范》(GB50333-2013)。

非洁净手术部(室)、非洁净骨髓移植病房、产房、导管室、新生儿室、器官移植病房、烧伤病房、重症监护病房、血液病病区空气中的细菌菌落总数<4 CFU/(15 min·直径9 cm平皿)。

儿科病房、母婴同室、妇产科检查室、人流室、治疗室、注射室、换药室、输血科、消毒供应中心、血液透析中心(室)、急诊室、化验室、各类普通病室、感染疾病科门诊及其病房空气中的细菌菌落总数≤4 CFU/(5 min·直径9 cm平皿)。

(6)注意事项

①采样前,关好门、窗,在无人走动的情况下,静止10 min后进行采样。②操作过程中手不可触及培养皿内壁。③平皿应新鲜透亮,应当天领取并使用。④如为空气采样机采样,按照操作说明进行。

3.物体表面消毒效果的监测

(1)物体表面消毒效果的采样方法

用5 cm×5 cm的标准灭菌规格板,放在被检物体表面,用浸有无菌磷酸盐缓冲液或生理盐水采样液的棉拭子1支,在规格板内横竖往返各涂抹5次,并随之转动棉拭子,连续采样4个规格板面积,被采表面＜100 cm²时取全部表面;被采表面≥100 cm²时取100 cm²。剪去手接触部位后,将棉拭子放入10 mL无菌检验用洗脱液的试管中送检。

门把手等小型物体则采用棉拭子直接涂抹物体表面采样。采样物体表面有消毒剂残留时,采样液应含相应中和剂。

(2)检测方法

充分振荡采样管后,取不同稀释倍数的洗脱液1 mL接种平皿,向冷却为40～45℃的溶化营养琼脂培养基每皿倾注15～20 mL,置于(36±1)℃恒温箱培养48 h后计数菌落。怀疑与医院内感染暴发有关时,进行目标微生物的检测。

(3)结果计算方法

$$物体表面菌落总数(CFU/cm^2)=\frac{平均每皿菌落数 \times 稀释倍数}{采样面积(cm^2)}$$

小型物体表面的结果计算,用CFU/件表示。

(4)结果判断

洁净手术部(室)、其他洁净场所、非洁净手术部(室)、非洁净骨髓移植病房、产房、导管室、新生儿室、器官移植病房、烧伤病房、重症监护病房、血液病病区等,物体表面细菌菌落总数≤5 CFU/cm²。

儿科病房、母婴同室、妇产科检查室、人流室、治疗室、注射室、换药室、输血科、消毒供应中心、血液透析中心(室)、急诊室、化验室、各类普通病室、感染疾病科门诊及其病房等,物体表面细菌菌落总数≤10 CFU/cm²。

(三) 血液透析液的监测

1.血液透析液的采样方法

用无菌吸管按无菌操作方法吸取1 mL血液透析液放入密闭无菌容器送检。

2.检测方法

用无菌吸管吸取1 mL血液透析液接种平皿,向冷却为40~45℃的溶化培养基每皿倾注15~20 mL,置于17~23℃恒温箱培养18 h后计数菌落数。

3.结果判断

血液透析液的细菌总数应不超过100 CFU/mL。

4.注意事项

样本应在收集后4 h内进行检测,或立即冷藏,并在收集后24 h内检测。培养基宜选用胰化蛋白胨葡萄糖培养基、R2A琼脂培养基或其他确认能提供相同结果的培养基,不能使用血琼脂培养基和巧克力琼脂培养基。

(四) 无菌用品的监测

1.无菌用品的监测方法

(1)阳性对照管菌液制备

①在实验前一天取金黄色葡萄球菌的普通琼脂斜面新鲜培养物,接种1环至需-厌氧菌培养基内,在30~35℃条件下培养16~18 h,用0.9%无菌氯化钠溶液稀释为10~100 CFU/mL。②取生孢梭菌的需氧菌、厌氧菌培养基新鲜培养物1环,接种于相同培养基内,在30~35℃条件下培养18~24 h,用0.9%无菌氯化钠溶液稀释为10~100 CFU/mL。③取白念珠菌真菌琼脂培养基斜面新鲜培养物1环,接种于相同培养基内,在20~25℃条件下培养24 h后,用0.9%无菌氯化钠溶液稀释为10~100 CFU/mL。

(2)采样方法

①取缝合针、针头、刀片等小件医疗器械5件,直接浸入6管需-厌氧菌培养管(其中1管作为阳性对照)与4管真菌培养管。培养基用量为15mL/管。②取5副注射器,在5 mL洗脱液中反复抽吸5次,洗下管内细菌,混合后接种于需-厌氧菌培养管(共6管,其中1管作为阳性对照)与真菌培养管(共4管)。a.接种量:使用1 mL注射器时接种量为0.5 mL,使用2 mL注射器时接种量为1 mL,使用5~10 mL注射器时接种量为2 mL,使用20~50 mL注射器时接种量为5 mL。b.培养基用量:接种量在2 mL以

下时培养基用量为15 mL/管,接种量为5 mL时培养基用量为40 mL/管。③手术钳、镊子等大件医疗器械取2件,用蘸有无菌洗脱液的棉拭子反复涂抹采样,将棉拭子投入5 mL无菌洗脱液中,将采样液混匀,接种于需-厌氧菌培养管(共6管,其中1管作为阳性对照)与真菌培养基(共4管),接种量为1 mL/管,培养基用量为15 mL/管。

(3)培养

在需-厌氧菌培养管中,接种预先准备的金黄色葡萄球菌阳性对照管液1 mL(按1:1 000稀释),将需-厌氧菌培养管以及阳性与阴性对照管均于30~35℃环境中培养5天,真菌培养管与阴性对照管于20~25℃环境中培养7天,培养期间逐日检查是否有菌生长。如培养基出现浑浊或沉淀,经培养后不能从外观上判断时,可取培养液转种入另一支相同的培养基中或斜面培养基上,培养48~72 h,观察是否再现浑浊或在斜面上有无菌落生长,并在转种的同时,取培养液少量,涂片染色,用显微镜观察是否有菌生长。

2.结果判断

阳性对照在24 h内应有菌生长,阴性对照在培养期间应无菌生长,如需-厌氧菌及真菌培养管内均澄清或虽浑浊但经证明并非有菌生长,判为灭菌合格;如需-厌氧菌及真菌培养管中任何1管浑浊并证实有菌生长,应重新取样,分别同法复试2次,除阳性对照外,其他各管均不得有菌生长,否则判为灭菌不合格。

3.注意事项

(1)洗脱液与培养基无菌实验:无菌实验前3天,于需-厌氧菌培养基与真菌培养基内各接种1 mL洗脱液,分别置于30~35℃与20~25℃环境中培养72 h,应无菌生长。

(2)送检时间不得超过6 h,若样本保存于0~4℃环境中,则不得超过24 h。

(3)被采样本表面积<100 cm^2,采集时取全部表面;被采样本表面积≥100 cm^{2}时采样取100 cm^2。

(4)若消毒试剂为化学消毒剂,采样液中应加入相应中和剂。

第二节 临床真菌学检验

近年来真菌感染性疾病日益增多,特别是条件致病性真菌感染更为常见,因此临床上常见真菌的检验尤为重要。真菌的检验方法包括形态学检查、真菌的分离培养与鉴定、生化反应、免疫学检验以及真菌核酸的检测等。

一、真菌的形态学检查法

真菌有明显的形态特征,如孢子、菌丝,采用形态学观察法可初步了解真菌的形态,最常见的方法有直接镜检和染色镜检。在浅部真菌的诊断中,取病变的皮屑部位,通过10%KOH加热后直接镜检,观察到真菌,即可诊断为真菌感染。

现有技术结合不同种类的染料对传统的直接镜检法进行了不断升级与延伸。荧光染色法染色液可以与真菌中的壳多糖和纤维素特异性结合,在荧光显微镜下,真菌孢子及菌丝可发出黄绿色或淡蓝色荧光,与暗背景形成鲜明对比。与湿片直接镜检法相比,荧光染色法检测皮肤和指甲样品中的真菌成分速度更快。5-氯甲基荧光素二乙酸酯(CMFDA)对真菌菌丝的染色强度最大,且受光漂白的影响也最小。现在市面上已经有成熟的商业化检测试剂。通过对比特敏增强荧光染色法、钙荧光白染色法、湿片直接镜检法3种方法,可以看出特敏增强荧光染色法的真菌检出率高于钙荧光白染色法和湿片直接镜检法,该方法简单、速度较快。但荧光染色法中荧光染色液的稳定性、淬灭度、生物相容性仍有待解决。

二、真菌的血清学检测法

血清学检测主要包括抗原、代谢产物和抗体检测。

(一)抗原与代谢产物检测技术

1.G试验与GM试验

1,3-β-D-葡聚糖广泛存在于真菌细胞壁中,可占其干质量的50%

以上。在没有内毒素的情况下,其可激活鲎试剂变形细胞裂解液中的G因子,产生凝集反应。基于此反应原理的G试验可以特异性检测1,3-β-D-葡聚糖。半乳甘露聚糖(GM)是曲霉菌的特异性抗原,曲霉菌菌丝生长时,GM从薄弱的菌丝顶端释放,是感染过程中最早释放的抗原。GM的释放量可以反映感染程度,所以可以作为疗效的评价指标。但是当大剂量使用激素时,GM试验可能出现假阳性。

2.隐球菌荚膜多糖抗原检测

隐球菌感染后,体内可形成大量荚膜多糖,释放到血液和脑脊液中。乳胶凝集试验是检测隐球菌荚膜抗原最有价值的血清学方法之一,可快速、准确地检测脑脊液或血液中的荚膜多糖抗原,其灵敏度高于传统的印度墨汁染色和真菌培养。现有的隐球菌抗原检测商品化试剂盒采用多克隆抗体捕获抗原,再用单克隆抗体进行检测,可同时提高灵敏度和特异度。此外,对荚膜多糖抗原的定量检测可用于对患者的疗效评价,但在免疫功能低下的患者中应用时应结合其他检测结果进行解释。

(二)抗体检测技术

以往的研究普遍认为抗体检测的特异性较差,不能区分是体内定植还是感染,而机会性真菌感染常发生在机体免疫功能低下的人群,难以产生足够量的抗体,易发生假阴性。目前,已有对白念珠菌、曲霉菌的抗体检测方法,真菌特异性抗体检测已经成为检测真菌病的一种重要方法。2016年更新的美国感染病学会(IDSA)曲霉菌病诊断与处置指南中,强烈推荐将血清和支气管肺泡灌洗液(BALF)GM试验用于血液病患者侵袭性曲霉菌病的检测。

第三节 临床病毒学检验

近年来,病毒感染性疾病在临床上日益受到重视,对病毒的检测也成为临床微生物学检验的主要内容之一。

病毒的种类繁多,引起的疾病也多种多样,因此,病毒的临床检测对病毒感染性疾病的预防及治疗非常重要。病毒的检测方法主要分为两部分,一部分是基于病毒分离培养的病毒,一部分是病毒的非培养鉴定。目前病毒的分离培养与鉴定仍是病毒病原学诊断的金标准。

一、病毒的分离培养及鉴定

(一) 鸡胚培养

1. 鸡胚培养的临床意义

鸡胚培养是用来培养某些对鸡胚敏感的动物病毒的一种培养方法。此方法可用于进行多种病毒的分离、培养鉴定、中和实验、抗原制备以及疫苗的生产等。鸡胚的敏感范围很广,且一般无病毒隐性感染,多种病毒均能适应,因此,鸡胚培养是常用的一种培养动物病毒的方法。

2. 鸡胚培养的注意事项

(1)接种鸡胚所用的器械和物品均需无菌,操作人员应严格遵守无菌操作程序。

(2)注射器抽取病毒液后排出气体时,针头处放一个无菌干棉球,以防止病毒液溅出。

(3)在接种后24 h内死亡的鸡胚为非特异性死亡,应弃去不用。

(4)鸡胚具有广泛易感性,收获物中富含大量病毒,结果易于判断,条件易于控制。

(5)鸡胚来源方便,价格低廉,操作简便,适用于病毒分离和大量抗原的制备。

(二) 动物接种

1. 动物接种的临床意义

动物实验是最早用于病毒分离的实验技术,可用于病毒的分离鉴定,还可用于抗病毒血清的制备、致病性和抗病毒药物的研究等实验。根据不同的实验目的、实验动物的种类和接种材料,可采用不同的接种途径。常用的接种途径有皮下接种、皮内接种、静脉接种、腹腔接种,颅内接种、鼻腔接种等。

2.动物接种的注意事项

(1)动物实验室必须达到相应的级别,具备严格的消毒条件。操作人员应注意安全。

(2)操作要细致,防止小白鼠死亡。

(3)实验所用物品及实验动物,用后须彻底消毒,以确保不污染环境。

(三) 组织细胞培养

1.组织细胞培养的临床意义

细胞培养是病毒分离检测的常规手段,从培养细胞中分离病毒的方法被认为是病毒检测和诊断的金标准,可分为原代细胞培养和传代细胞培养两种。常用于病毒的分离鉴定、疫苗的制备及抗病毒药物的筛选等研究。

2.组织细胞培养的注意事项

(1)应严格进行动物皮肤消毒,使用3套器械取材。新生动物皮肤先用2%碘伏消毒,成年动物先用3%~5%碘伏消毒,然后用75%乙醇消毒。

(2)严格进行无菌操作,防止细菌、霉菌、支原体污染,避免化学物质污染。

(3)吸取液体前,需对瓶口和吸管进行火焰消毒;吸取液体时,避免瓶口和吸管碰撞。

(4)离心管入台前,管口、管壁应消毒。

(5)操作者离开超净台时,要随时用肘部关闭工作窗。

(6)使用过的器械用乙醇棉球擦去血污后,移入另一个器皿中继续消毒,在浸泡器械时剪刀口要打开,镊子弯头要向下放,并加盖消毒。

(四) 病毒定量的常用方法

1.血凝试验

血凝试验是对病毒颗粒进行间接定量的最常用的方法,检测样本通常为细胞培养上清液或鸡胚尿囊液、羊膜腔液,是利用某些病毒蛋白(如流感病毒的血凝素)具有结合并凝集红细胞的特性进行的实验。

2.病毒空斑形成试验

病毒空斑形成试验是使用最广泛的病毒滴度检测方法之一。一个空斑通常是由最初的感染病毒增殖形成的。在单层细胞上覆盖一层半固体培养基(最常用的是琼脂糖),以防病毒从一开始的宿主细胞扩散至附近未感染的细胞。这样,每个病毒颗粒会在单层细胞上形成一个由未感染细胞围绕的小圆斑,称为空斑,当空斑长到足够大时,可在显微镜下观察甚至直接肉眼可见。计数不同稀释浓度下的空斑形成数量可以知道每毫升病毒颗粒数或每毫升空斑形成单位(PFU)。由于每个空斑来自起初的一个病毒颗粒,这样可以从单个空斑中纯化得到来源于单个克隆的病毒种群。但很多时候,为了更清楚地辨别空斑,需要对细胞用噻唑蓝或中性红等染料进行染色,以增加细胞与空斑间的对比度。

3.半数组织培养感染量测定

半数组织培养感染量,又称50%组织细胞感染量($TCID_{50}$),是指能在半数细胞培养板(孔)或试管内引起细胞病变效应(CPE)的病毒量。病毒的毒性通常以每毫升或每毫克含多少$TCID_{50}$表示。

二、病毒的非培养鉴定技术

(一) 病毒的抗原检测

以胶体金法检测粪便中的诺如病毒抗原为例。

1.病毒的抗原检测的临床意义

诺如病毒是引起腹泻的主要病原体之一,常在社区、学校等场所集体暴发,尤其对儿童可导致水、电解质紊乱,严重危害患儿身心健康甚至危及生命,在临床越来越受到重视。该病毒主要来源于粪便,具有高度传染性,对该病毒的抗原检测是诊断人类诺如病毒感染的特异性方法,可为临床提供有价值的依据。

诺如病毒检测试条以双抗体夹心法为基础,采用免疫胶体金技术,可快速检测患者粪便中的诺如病毒抗原。检测时一个抗体吸附在硝酸纤维素膜(NC膜)上,另一个抗体结合于胶体金颗粒表面,当粪便标本中含有诺如病毒抗原时,其先与NC膜上面的抗体结合,然后与胶体金标记的抗体反应,形成抗体抗原-金标记抗体的夹心复合物,并呈现出紫红色沉淀线,由此即可确证。

2.病毒的抗原检测的注意事项

(1)在规定的观察时间内,无论色带深浅均判定为阳性结果。

(2)为防止引起医院内感染,对送检的检粪便标本及实验废弃物均以生物危险品处理。

(二) 病毒的抗体检测

以酶联免疫吸附试验(ELISA)检测HIV抗体为例。

1.病毒的抗体检测的临床意义

ELISA通过对抗原或抗体的酶标记,利用酶反应的敏感度和抗体的特异性,在临床快速病原检测中得到广泛应用。ELISA主要有两大类型:一是检测抗原的ELISA,即通过特异性抗体与固相载体结合,检测样本中相应的病毒抗原;二是检测抗体的ELISA,即通过抗原与固相载体结合,检测样本中相应的特异性抗体。本实验的原理是将HIV抗原包被于固相基质表面,用以检测患者样本中相应的HIV特异性抗体的水平。

2.病毒的抗体检测的注意事项

(1)试剂使用前应轻摇混匀。浓缩液出现结晶时,应将其置于37℃环境中至溶解。不同批号或不同厂家的试剂不可混用。

(2)所有标本、废弃物、对照物等均按传染性污染物处理。

(3)结果判定必须在15 min内完成。

(三) 病毒的核酸检测

以PCR法检测人乳头瘤病毒(HPV)DNA为例。

1.病毒的核酸检测的临床意义

利用分子生物学方法检测血液中是否存在病毒核酸,从而诊断有无相应病毒感染是目前快速诊断病毒性疾病的主要方法,主要包括PCR、核酸杂交等。本实验通过PCR法检测患者宫颈脱落细胞标本中HPV DNA,可为临床尖锐湿疣、宫颈癌等疾病的诊断和治疗提供参考。

2.病毒的核酸检测的注意事项

(1)DNA提取物使用前需充分融化后混匀。

（2）反应液表面要加封盖剂,防止反应液蒸发。

（3）反应管加入标本DNA模板后要充分混匀。

（4）电泳点样时,枪头切勿损坏样本槽,否则会影响条带形成。

第六章 临床免疫学检验技术及应用

第一节 免疫凝集试验

免疫凝集试验是指用细菌和红细胞等颗粒性抗原或吸附在载体颗粒上的可溶性抗原(或抗体)与相应抗体(或抗原)结合,在电解质的参与下,出现肉眼可见的凝集现象。一般认为,颗粒性抗原与载体是在普通光学显微镜下可见的物质,可溶性抗原是在普通光学显微镜下不可被看见的物质。免疫凝集反应分为抗原抗体特异性结合阶段和可见的凝集反应阶段两个阶段。实际上这两个阶段往往难以严格区分,所需反应时间也受多种因素影响。根据免疫凝集反应参与的颗粒不同,将凝集反应的类型主要分为直接免疫凝集试验和间接免疫凝集试验,而协同免疫凝集试验、抗球蛋白试验是特殊的间接免疫凝集试验。

一、直接免疫凝集试验

细菌、红细胞等颗粒性抗原与相应抗体在适当电解质条件下出现肉眼可见的凝集现象,称为直接免疫凝集试验。直接免疫凝集试验的特点是抗原呈颗粒状,制成的液体为悬液;抗原颗粒分子比抗体大,故凝集现象所形成的凝集物主要成分为抗原;抗原的表面积(表面积/体积)比抗体小,试验时为使抗体不过剩,通常需要稀释抗体;因为需要稀释抗体,故以出现凝集现象的抗体最高稀释浓度判断效价,因而测定抗体更为敏感。常见的直接免疫凝集试验有玻片法和试管法两种。

(一) 玻片凝集试验

玻片凝集试验为定性试验方法。一般用已知抗体作为诊断血清,与受检颗粒性抗原如细菌或红细胞悬液一起滴在玻片上,混匀,数分钟后即可用肉眼观察凝集结果,出现颗粒凝集的为阳性反应,说明待检抗原与已知抗体相对应。此法简便、快速,但只能定性,并且敏感性低,一般用来鉴定菌种或分型,也用于人类ABO血型的鉴定。

(二)试管凝集试验

试管凝集试验是指用已知颗粒性抗原作为诊断试剂,在试管内与一系列倍比稀释的血清混合反应,通过肉眼或低倍镜观察凝集现象,为半定量试验。试管凝集试验为经典的定量凝集试验,缺点是灵敏度不高,但由于其操作简便,对实验条件要求低,目前仍被广泛应用。需注意,抗体效价不是血清抗体的浓度,但其可反映血清中抗体的相对含量,与血清抗体浓度呈正相关。

二、间接免疫凝集试验

将可溶性抗原(或抗体)吸附或偶联在适当大小的颗粒性载体表面,然后与相应抗体(或抗原)作用,在适当电解质存在的条件下,出现特异性的凝集现象,称为间接免疫凝集试验。由于颗粒性载体增大了可溶性抗原(或抗体)的反应面积,其敏感性要高于沉淀反应,在临床上被广泛用于多种抗体和可溶性抗原的检测。

载体是试验体系中与免疫无关的颗粒,能牢固吸附抗原或抗体而不影响其特异性。在间接免疫凝集试验中,常用的载体颗粒有动物或人的红细胞(血凝试验)、细菌、多种惰性颗粒如聚苯乙烯胶乳(胶乳颗粒凝集试验)和明胶颗粒(明胶颗粒凝集试验)、活性炭(炭颗粒凝集试验)、火棉胶、离子交换树脂等。临床最常用的是以红细胞为载体的间接血凝试验和以聚苯乙烯胶乳颗粒为载体的胶乳凝集试验。

红细胞是大小均一的载体颗粒,最常用的为绵羊、家兔、鸡的红细胞及人的O型红细胞。新鲜红细胞可以吸附多糖类抗原,但吸附蛋白质抗原或抗体的能力较差。致敏的新鲜红细胞保存时间短,且易变脆、溶血和被污染,只能使用2~3 d。因此一般在致敏前先将红细胞醛化,以便于长期保存而不溶血,醛化红细胞具有较强的吸附蛋白质抗原或抗体的能力,血凝反应的效果基本上与新鲜红细胞相似。醛化红细胞能耐60℃

加热,并可反复冻融不破碎,在4℃环境下可保存3～6个月,在20℃环境中可保存1年以上。间接血凝试验是以红细胞作为载体的间接免疫凝集试验,在临床检验中应用广泛。

胶乳颗粒凝集试验也是一种间接免疫凝集试验,所用的载体颗粒为聚苯乙烯胶乳,可物理性吸附蛋白质分子,但这种结合牢固性差。也可制备成具有化学活性基团的颗粒,如带有羧基的羧化聚苯乙烯胶乳等,抗原或抗体以共价键交联在胶乳表面。

间接免疫凝集试验根据致敏所用的试剂和反应方法,分为正向间接免疫凝集试验、反向间接免疫凝集试验、间接免疫凝集抑制试验3种类型。

(一) 正向间接免疫凝集试验

正向间接免疫凝集试验是将已知可溶性抗原与载体颗粒结合,测定未知抗体,出现凝集现象为阳性,无凝集现象为阴性。正向间接免疫凝集试验一般用于测定抗体,如间接胶乳颗粒凝集试验检测RF,间接炭颗粒凝集试验检测梅毒反应素。间接胶乳颗粒凝集试验是指抗原或抗体与人工合成的聚苯乙烯胶乳载体颗粒结合,与待检标本中的抗体或抗原结合而发生凝集反应。常见胶乳颗粒试验有RF检测,RF是一组抗变性IgG的自身抗体,它能与人或动物的变性IgG结合,而不与正常人的IgG发生凝集反应。根据这一点,将处理过的人IgG与羧化聚苯乙烯胶乳共价交联,使其吸附于胶乳颗粒载体上,称为致敏胶乳颗粒。当待检血清中有RF时,则致敏胶乳颗粒上的变性IgG与相应的RF抗体发生反应,出现凝集现象。试验所用的胶乳颗粒为人工合成的载体,与红细胞载体相比稳定性强,均一性较好,但与蛋白质抗原结合的能力及凝集性能不如红细胞,因此敏感性不及血凝试验。胶乳颗粒凝集试验方法的优点是简便、快速、特异性强、结果易判断,缺点是易发生非特异性凝集现象。

(二) 反向间接免疫凝集试验

反向间接免疫凝集试验是将已知抗体吸附于载体上,测定未知可溶性抗原,出现凝集现象为阳性,无凝集现象为阴性。反向间接免疫凝集试验具有快速、简便、敏感性高、特异性强等优点。临床上常用于乙型肝炎病毒表面抗原(HBsAg)、甲胎蛋白(AFP)、新型隐球菌荚膜抗原等的检测。

(三)间接免疫凝集抑制试验

间接免疫凝集抑制试验是预先用可溶性抗原封闭抗体的抗原结合位点,使吸附在载体上的可溶性抗原不能与抗体结合而出现不凝集现象。

三、其他凝集试验

其他凝集试验如协同免疫凝集试验、抗球蛋白试验及冷凝集试验,与常见间接免疫凝集试验类似,但所用载体及试验原理又有所不同。

(一)抗球蛋白试验

抗球蛋白试验又称Coombs试验,是由英国免疫学家Coombs于1945年建立的一种有抗球蛋白参与的血凝试验,用于检测血清中抗红细胞不完全抗体,是诊断自身免疫性溶血性贫血(AIHA)的重要依据,与相应抗原结合却无凝集现象的抗体称为不完全抗体,多为IgG类抗体。借助抗球蛋白使不完全抗体与相应抗原结合后能出现凝集现象,称为抗球蛋白试验,有直接法和间接法2种。

1. 直接Coombs试验

红细胞上结合有不完全抗体,加入抗球蛋白后可与红细胞上的不完全抗体结合,使红细胞凝集。

2. 间接Coombs试验

血清中有抗红细胞的不完全抗体,先加入红细胞抗原与之特异性结合,再加入抗球蛋白结合红细胞上的不完全抗体,使红细胞凝集。临床上多用于检测母体Rh(D)抗体,以便及早发现和避免新生儿溶血病的发生,亦可对红细胞不相容输血后所产生的血型抗体进行检测。

直接Coombs试验和间接Coombs试验阳性为红细胞表面不完全抗体存在及血清中游离的不完全抗体存在,判定结果:凝集均为阳性,不凝集为阴性。利用抗球蛋白血清可与体内已被不完全抗体或补体致敏的红细胞产生凝集反应,以检查红细胞是否已被不完全抗体所致敏。

(二) 协同免疫凝集试验

协同免疫凝集试验与间接免疫凝集试验的原理类似,但所用载体既不是红细胞,也不是人工合成的聚合物颗粒,而是金黄色葡萄球菌。金黄色葡萄球菌细胞壁成分中的A蛋白(SPA)具有与IgG的Fc段结合的特性。当IgG的Fc段与SPA结合后,两个Fab段暴露在金黄色葡萄球菌菌体表面,可与特异性抗原结合而使细菌发生凝集现象。该试验特异性强、灵敏度高,具有节省抗血清、快速、方便且不需特殊仪器设备等优点,是一种简便的血清学反应技术。临床上常用于脑脊液、血液、尿液和其他分泌物中病原菌的快速鉴定和分型,也可用于病毒的鉴定、分型及细菌可溶性产物的测定。

(三) 冷凝集试验

冷凝集试验主要用于由肺炎支原体引起的支原体肺炎的辅助诊断。由肺炎支原体感染引起的支原体肺炎患者的血清中常含有较高的寒冷红细胞凝集素,简称冷凝集素,它能与患者自身红细胞或"O"型人红细胞于4℃条件下发生凝集,在37℃时又呈可逆性完全散开。绝大多数正常人本试验呈阴性反应,但本试验并无特异性,流行性感冒、传染性单核细胞增多症、肝硬化等情况本试验也可呈阳性反应,但滴度均较低。

第二节　免疫沉淀试验

免疫沉淀试验是指可溶性抗原与相应抗体特异性结合,在适当条件下形成肉眼可见沉淀物的现象。可溶性抗原包括细菌培养滤液、外毒素、组织成分和血清蛋白等。现代免疫学技术包括免疫标记技术,大多是在免疫沉淀试验基础上建立起来的,因此免疫沉淀试验是免疫学检测技术的基础技术。特别是近年免疫浊度测定技术的建立,使免疫沉淀试验适应了现代测定快速、简便和自动化的要求,开创了免疫化学定量检测的新纪元,并成为临床上常用的一种简便、可靠的免疫学检测技术。

一、液相免疫沉淀试验

免疫沉淀分2个阶段,第一阶段为抗原、抗体特异性结合反应,可在几秒钟到几十秒钟完成,并出现可溶性小复合物,但不可见。第二阶段形成可见的免疫复合物,需几十分钟到数小时完成。

(一)环状免疫沉淀试验

环状免疫沉淀试验是Ascoli于1902年建立的,其方法是:先将抗血清加入内径1.5～2.0 mm的小玻管中,约装至1/3高度,再用细长滴管沿管壁叠加抗原溶液。如有相对应的抗原和抗体,室温条件下10 min至数小时,在两液交界处可出现白色环状沉淀。环状免疫沉淀试验中抗原、抗体溶液须澄清。该试验主要用于鉴定微量抗原,如法医学中鉴定血迹,流行病学用于检查媒介昆虫体内的微量抗原等,亦可用于鉴定细菌多糖抗原。该法敏感度低,且不能做2种以上抗原的分析鉴别,现已少用。

(二)絮状免疫沉淀试验

絮状免疫沉淀试验是将抗原、抗体溶液混合,在适量电解质存在的条件下,抗原与抗体结合形成絮状沉淀物。该试验受抗原和抗体比例的影响较明显,常用于测定抗原抗体反应的最适比例。

(三)免疫浊度分析

免疫浊度分析是将现代光学测量仪器与自动化分析检测系统相结合应用于免疫沉淀试验,可对各种液相介质中的微量抗原、抗体和药物及其他小分子半抗原物质进行定量测定的技术。可溶性抗原与相应抗体特异性结合,当两者比例合适时,在特殊的缓冲液中它们会快速形成一定大小的免疫复合物,使反应液出现浊度变化,反应液浊度与待测抗原量呈正相关,然后利用现代光学测量仪器对浊度进行测定,从而检测抗原含量。目前,临床常用的免疫浊度分析法有透射免疫比浊法、散射免疫比浊法和胶乳增强免疫比浊法3种类型。

1.透射免疫比浊法

此法原理是可溶性抗原与抗体在一定缓冲液中形成免疫复合物,当光线透过反应液时,由于溶液内免疫复合物微粒对光线的反射和吸收,引起透射光减少,在一定范围内,透射光减少的量(用吸光度表示)与免疫复合物含量呈正相关,当抗体量固定时,与待测抗原量呈正比。用已知浓度的标准品进行比较,可测出标本中抗原含量。本方法敏感度比单向免疫扩散法高5~10倍,但不及免疫标记分析技术高;该法批内、批间重复性较好,操作简便,可全自动化或半自动化分析;反应时间较长,抗原或抗体量过剩时易出现可溶性复合物,造成测定误差。透射免疫比浊法可测定免疫球蛋白、C反应蛋白、尿微量白蛋白、转铁蛋白等多种物质,但因其灵敏度不够高,目前有被散射免疫比浊法取代的趋势。

2.散射免疫比浊法

散射免疫比浊法是一定波长的光沿水平轴通过抗原抗体反应混合液时,由于反应液中免疫复合物微粒对光线的衍射和折射而产生散射光,散射光强度与免疫复合物量呈正比,即待测的抗原越多,形成的免疫复合物越多,散射光就越强。散射免疫比浊法可分为终点散射比浊法和速率散射比浊法。

3.胶乳增强免疫比浊法

胶乳增强免疫比浊法是一种带载体的免疫浊度测定法。上述比浊法中,少量小分子免疫复合物不易形成浊度,为了提高免疫浊度测定的灵敏度,建立了该技术。该技术的基本原理是致敏胶乳颗粒的抗体与相应抗原相遇时,颗粒表面的抗体与抗原特异性结合,导致胶乳颗粒凝聚。

二、凝胶内免疫沉淀试验

凝胶内免疫沉淀试验是以适宜浓度的琼脂(或琼脂糖)凝胶作为介质,利用可溶性抗原和相应抗体在凝胶中扩散,形成浓度梯度,在抗原与抗体比例适当的位置出现肉眼可见的沉淀环或沉淀线。琼脂凝胶含水量在98%以上,凝胶可形成网孔,将水分固相化,因此可将凝胶视为一种固相化的液体。可溶性抗原和抗体分子在凝胶内扩散,犹如在液体中自由运动。但抗原与相应抗体结合后,形成的大分子复合物则被网孔固定于凝胶内。盐水浸泡后能去除游离的抗原或抗体,可将琼脂凝胶干燥后进行染色分析,并可长期保存。根据试验时抗原与抗体反应的方式和特性,分为单向免疫扩散试验、双向免疫扩散试验,以及与电泳技术结合的免疫电泳、对流免疫电泳和火箭免疫电泳等。

(一)单向免疫扩散试验

本试验是在琼脂凝胶中混入一定量的抗体,使待测的抗原溶液从局部向琼脂内自由扩散,在一定区域内形成可见的沉淀环。根据试验形式可分为试管法和平板法2种。

1.试管法

试管法沉淀环的数目和形态受抗原和抗体性质的影响较大,曾多用于排泄物和组织匀浆中的细菌、寄生虫、螺旋体等抗原的检测,现已少用。

2.平板法

此法是一种简便、易行的抗原定量技术。

单向免疫扩散法作为抗原的定量方法,设备条件要求简单,试剂易得,方法稳定。常用于多种血浆蛋白的测定。除琼脂凝胶等一般试剂外,具备如下条件,即可开展单向免疫扩散试验定量测定:①具有仅针对某待测抗原的单价特异性抗血清。②已知含量的标准品。③待测品含量在1.25 mg/mL以上。

试验中以下影响因素也应注意。

(1)抗血清要求亲和力强、特异性好及效价高。

(2)标准曲线应随每次测定同时制作,不可一次做成,长期应用。每次测定还需加测质控血清,以保证定量的准确性。

(3)有时出现扩散圈呈两重沉淀环的双环现象,这是由于出现了抗原性相同,但扩散率不同的2个组分,就形成内外两重环。

(4)单克隆抗体的结合价单一,用此抗体测定正常人的多态性抗原,则抗体相对过剩,使沉淀环的直径变小,测量值降低;反之,如用多克隆抗体测定单克隆病,则抗原相对过剩,致使沉淀环呈不相关的扩大,从而造成某一成分的伪性增加。

(5)操作中还应注意:①保持加样孔完整,以免沉淀环不规则。②浇注凝胶板时要保持台面水平,使凝胶板厚薄均匀。③打孔后挑取琼脂栓时,切勿将凝胶板挑起,防止待测检样在孔底流溢。④扩散时放置免疫琼脂板的湿盒必须保持水平位,以防止沉淀环偏心。

(二) 双向免疫扩散试验

将抗原与抗体分别加入同一琼脂板相对应的小孔中,两者互相扩散,在比例适当处形成可见的沉淀线,观察沉淀线的位置、数量、形状及对比关系,可对抗原或抗体进行定性分析。此法常用于抗原和抗体的纯度鉴定,此法亦可用于免疫血清抗体效价测定。

根据沉淀线形态和位置等的分析,双向免疫扩散试验可应用于以下几方面:

1.判断抗原或抗体的存在及估算其相对含量

出现沉淀线,表明存在相应的抗原和抗体,不出现沉淀线则表明抗原或抗体的缺乏。沉淀线形成的位置是由抗原、抗体两者的比例决定的,沉淀线靠近抗原孔,提示抗体含量高;靠近抗体孔,提示抗原含量较多。出现多条沉淀线,则说明抗原和抗体皆不是单一的成分。因此,双向免疫扩散试验也可用于鉴定抗原或抗体的纯度。

2.分析抗原或抗体的相对分子质量

抗原或抗体在琼脂内扩散的速度受相对分子质量的影响。分子量大,扩散慢,扩散圈小,局部浓度则较大,因此形成的沉淀线弯向相对分子质量大的一方。如两者相对分子质量相等,则形成直线。

3.用于抗原性质的分析

2种受检抗原的性质可完全相同、部分相同或完全不同。在一块琼脂板上打3个孔,2个孔中加入抗原,1个孔中加入抗体,扩散后通过沉淀线的形态可鉴定2种抗原的性质。

4.用于抗体效价的滴定

双向免疫扩散技术是抗血清抗体效价滴定的常规方法。固定抗原的浓度,稀释抗体;或者抗原、抗体双方皆做不同的稀释,经过自由扩散,形成沉淀线。出现沉淀线的最高抗体稀释度为该抗体的效价。

第三节　荧光免疫技术

荧光免疫技术,又称荧光抗体技术,是最早建立的免疫标记技术,以荧光素标记已知的抗原或抗体,制成荧光素标记物,再用这种荧光抗体(或抗原)标记物作为探针,检测组织或细胞内的相应抗体(或抗原),进行抗原或抗体的性质、定位及定量分析。该技术的主要特点是特异性强、敏感性高、速度快。主要缺点为非特异性染色问题尚未完全解决,结果判定的客观性不足,技术程序较为繁复。用荧光抗体标记物示踪或检查相应抗原的方法称荧光抗体法;用已知的荧光抗原标记物示踪或检查相应抗体的方法称荧光抗原法。这两种方法总称荧光免疫技术。荧光素不但能与抗体结合,用于检测或定位各种抗体,亦可与其他蛋白质结合,用于检测或定位抗体。在实际工作中,荧光抗原法很少应用,以荧光抗体法较为常用,习惯称为荧光抗体技术或荧光免疫技术,其中用荧光免疫技术显示和检查细胞或组织内抗原或半抗原物质的方法称为荧光免疫细胞(或组织)化学技术。荧光免疫技术按反应体系及定量方法不同,还可进一步分为若干类型。与放射免疫技术相比,荧光免疫技术无放射性污染且大多操作简便,便于推广。

一、荧光及荧光标记物的制备

(一) 荧光的基本知识

1.荧光的产生

处于基态的某些化学物质从外界吸收并储存能量(如光能、化学能等)而跃迁到激发态(高能级状态,不稳定),当其从激发态回复到基态时,过剩的能量以电磁辐射的形式放射,此即发光。荧光发射的特点为可产生荧光的分子或原子在接收能量后即刻引起发光,一旦供能停止,发光(荧光)现象也随之消失。荧光免疫技术一般用荧光物质进行标记。

2.荧光效率

荧光分子不会将全部吸收的光能都转变成荧光,总或多或少地以其他形式释放。荧光效率是指荧光分子将吸收的光能转变成荧光的百分率,与发射荧光光量子的数值呈正比。荧光效率=发射荧光的光量子数(荧光强度)/吸收光的光量子数(激发光强度)。发射荧光的光量子数亦即荧光强度,除受激发光强度影响外,也与激发光的波长有关。各个荧光分子有其特定的吸收光谱和发射光谱(荧光光谱),即在某一特定波长处有最大吸收峰和最大发射峰。选择激发光的波长量接近荧光分子的最大吸收峰,且发射光波长量接近最大发射峰时,检测到的荧光强度也最大。

3.荧光寿命

荧光物质被激发后所产生的荧光衰减到一定程度所用的时间,称为荧光寿命。激发光消失,荧光现象随之消失。不同荧光物质的荧光寿命不同,延时测定可消除某些非特异性荧光,此即时间分辨荧光免疫测定的理论基础和优势所在。

4.荧光的淬灭

荧光分子的辐射能力在受到激发光较长时间的照射后会减弱甚至淬灭,这是由于激发态分子的电子不能回复到基态,所吸收的能量无法以荧光的形式发射。一些化合物有天然的荧光淬灭作用而被用作淬灭剂,以消除不需要的荧光。因此荧光物质的保存应注意避免光(特别是紫外光)的直接照射和与其他化合物的接触。在荧光抗体技术中常用一些非荧光的色素物质对标本进行复染,以减弱非特异性荧光,使特异性荧光的显示更明显。

(二) 常用的荧光物质

许多物质都可产生荧光现象,但并非都可被用作荧光素。只有那些能产生明显的荧光并能作为染料使用的有机化合物才能称作免疫荧光素或荧光染料。常用的荧光素有以下几种。

(1)异硫氰酸荧光素(FITC),为黄色或橙黄色结晶粉末,易溶于水或乙醇等溶剂,呈现明亮的黄绿色荧光。其主要优点为:①人眼对黄绿色较为敏感。②通常切片标本中的绿色荧光少,荧光染色时背景干扰小。

（2）四乙基罗丹明,为橘红色粉末,不溶于水,易溶于乙醇和丙酮。性质稳定,可长期保存,呈橘红色荧光。

（3）四甲基异硫氰酸罗丹明(TRITC),呈橙红色荧光。与FITC的黄绿色荧光对比鲜明,可配合用于双重标记或对比染色。其异硫氰基可与蛋白质结合,但荧光效率较低。

(三) 荧光抗体的制备

荧光抗体即荧光素与已知的特异性抗体以共价键结合而形成的物质。以FITC常用的标记法为例,阐述荧光抗体的制备方法。

1.荧光素标记物的制备

（1）搅拌法

①取一定量的纯IgG液,用0.5 mol/L、pH值9.5的碳酸盐缓冲液将其稀释至20 mg/mL。②按荧光素与蛋白质1:20~1:100的比例称取FITC,用pH值9.5的碳酸盐缓冲液溶解。③将IgG液置于电磁搅拌器上,启动开关,轻轻搅拌,以不起沫为准。逐滴加入荧光素液(10~15 min加完)。加完后,随时用试纸测定搅拌液的pH值,若低于9.0,则应以碳酸钠溶液调整。最后置于25℃环境下搅拌4~6 h离心即可。

（2）透析法

①取浓度0.01 mol/L、pH值9.4的碳酸盐缓冲液稀释IgG液至其含量为1%,装入透析袋中。②配制10倍体积为1% IgG液的0.1 mg/mL荧光素,置于烧杯中。③将透析袋置于烧杯中,然后置于电磁搅拌器上于4℃环境下搅拌24 h。透析法的优点是标记均匀,非特异性荧光少,但标记时间长,荧光素用量多。

2.影响标记的因素

（1）荧光素与蛋白质的比值

一般而言,粉末状荧光素与蛋白质的比值以0.025~0.050为宜,结晶型荧光素与蛋白质的比值只需0.006~0.008即可。蛋白质含量以20~25 mg/mL为宜,浓度过低,会导致标记过慢;浓度过高,标记效果不好。在实践中,以较高的蛋白质浓度为宜。

（2）pH值

以pH值为9.0~9.5最好。pH值过低，标记速度慢；pH值过高，蛋白质易变性。

（3）温度和反应时间

温度4~25℃均可。温度与反应时间呈正比，温度越高，反应越快；反之亦然。4℃反应时间需6~12 h，7~9℃反应时间需3~4 h，20~25℃反应时间只需1~2 h。实践中可根据实际情况自行选用。透析法建议以4℃及较长时间反应为宜。

（4）其他

荧光素的质量及有效期。

3. 标记抗体的纯化

标记后的溶液包括蛋白质与荧光素的结合体、游离的荧光素、游离的蛋白质等的混合物。对某些用于细菌性诊断的荧光抗体，只需去除游离的荧光素即可。对于一般组织染色荧光抗体，去除过度标记的抗体即可。但对某些有特殊要求的组织染色试剂，须经过严格处理，以去除具有特异性交叉反应或非特异性反应的物质。

4. 标记抗体的鉴定

（1）荧光素与蛋白质的结合比值鉴定

荧光素与蛋白质的结合比值即为F/P值。F/P值以1~2为合适，1.0~3.5为合格。比值过低，敏感性差；比值过高，易出现非特异性反应。检查组织或细胞抗原成分，F/P值以1~2为宜；检查细菌涂片，F/P值以2~3为宜。

（2）免疫电泳测定

通过免疫电泳可以测定荧光抗体的免疫纯度。要求在蛋白质的部位上只出现1条沉淀线。

（3）染色性能的鉴定

包括测定荧光抗体的敏感性与特异性。

5. 荧光抗体的保存

应在2~8℃或-20℃环境下保存，防止抗体活性降低和蛋白质变性。

二、间接免疫荧光试验

(一) 基本原理

间接免疫荧光试验的基本原理为荧光抗体与标本切片中组织或细胞表面的抗原进行反应,洗涤除去游离的荧光抗体后,在荧光显微镜下观察,在黑暗背景上可见明亮的特异性荧光。

(二) 技术类型

1.直接法

将特异性荧光抗体直接滴加于标本中,使之与抗原发生特异性结合。本法的优点是操作简便、特异性高、非特异性荧光染色少;缺点是灵敏度偏低,每检查一种抗原需制备相应的特异性荧光抗体。直接法中为保证荧光染色的正确性,首次试验时需设置3个对照,以排除某些非特异性荧光染色的干扰。

2.间接法

可用于检测抗原和抗体。本法有2种抗体相继作用,第一抗体为针对抗原的特异性抗体,第二抗体(荧光抗体)为针对第一抗体的抗体(即抗抗体)。本法灵敏度高,而且在不同抗原的检测中只需应用一种荧光抗体。

3.补体结合法

本法较少使用。在间接法的第一步抗原抗体反应时加入补体(多为豚鼠补体),再以荧光素标记的抗抗体进行示踪分析。该法灵敏度高且只需1种抗体,但存在易出现非特异性染色的缺陷,且补体不稳定,需采集新鲜的豚鼠血清。

(三) 技术流程

1.标本的制作

标本制作的好坏直接影响到检测的结果。间接免疫荧光试验主要通过观察标本上荧光抗体的染色结果来分析抗原。因此制作标本时,应力求保持抗原的完整性,并在染色、洗涤和封埋过程中使之不发生溶解和变性,也不扩散至邻近细胞或组织间隙。标本切片尽量薄,以利于抗原抗体的接触和镜检。要充分去除标本中干扰抗原抗体反应的物质,传染性标本尤应注意生物安全。临床标本主要有组织、细胞和细菌3类,按需求可制作涂片、印片或切片。组织材料可制备成石蜡切片或冷冻切片。石蜡切片因操作烦琐、结果不稳定、非特异性反应强等已较少应用。组织标本亦可制成印片,细胞或细菌标本可制成涂片,涂片应薄而均匀。涂片或印片制成后应迅速吹干、封装,置于−10℃环境中保存或立即使用。

2.荧光抗体染色

在固定好的标本上滴加经适当稀释的荧光抗体,置湿盒内于一定温度下温育,一般可放于25～37℃环境中温育30 min,不耐热抗原的检测宜置于4℃环境中过夜。经磷酸盐缓冲液充分洗涤后干燥。

3.荧光显微镜镜检

经荧光抗体染色后的标本,需在染色当天做荧光显微镜镜检,以防荧光消退而影响结果。荧光显微镜检查应在通风良好的暗室内进行。

(1)光源

普遍采用200 W的超高压汞灯,它可发射很强的紫外光和蓝紫光,激发各类荧光物质。超高压汞灯亦可大量散热,故灯室须散热良好,工作环境温度不应太高。

(2)滤光片

滤光片的正确选择是获得良好荧光观察效果的重要条件。

(3)反光镜

一般使用平面反光镜。

(4)聚光器

聚光器分为明视野、暗视野及相差荧光聚光器等类型。

(5)物镜与目镜

最好使用消色差物镜,以获取足够亮度的荧光图像。对荧光不强的标本,应使用镜口率大的物镜,配以尽可能低的目镜,以利于镜检。荧光显微镜中多用双筒低倍目镜,方便观察。

(6)落射光装置

照明方式有落射式和透射式2种。通常选用落射式,即光源通过物镜投射于样品上,更适用于不透明及半透明标本,如厚片、滤膜、菌落、组织培养标本等的直接观察。新型荧光显微镜多采用落射光装置,故称为落射荧光显微镜。

4.结果显示与标本保存

(1)结果显示

荧光显微镜镜下所示的荧光图像,主要依据形态学特征和荧光亮度这2个指标对染色结果进行综合判定。

(2)标本保存

由于荧光素和蛋白质分子的稳定性都是相对的,因此随着保存时间的延长,在各种条件的影响下,标记蛋白可能变性解离,失去其应有的亮度和特异性,因此给标本的保存带来一定的困难,所以在标本进行荧光染色之后应立即观察。

三、荧光免疫技术在应用时的注意事项

现代化社会高速发展的同时临床医学也得到突飞猛进的发展,就临床检验分析工作来说,必须联系实际现状开展,完成实际判断工作。联合当前荧光免疫技术的使用要求,整个应用过程需要在检验对象上使用荧光素做好标记。伴随该检验方法临床应用范围的扩大,必须在整个与之相关的范畴中加强指导、分析推进。在操作过程中需要将免疫分析模式全面应用于分辨率和变量因素中。因此,在明确免疫分析技术的背景下必须全面了解该技术的应用优势,在分析精准性期间能够完善相关评价工作。结合临床检验对灵敏度、精确性的要求,在检验分析的过程中应分析抗干扰能力,并依据试剂的使用情况,检验和分析免疫指标,从而强化检验方法的可行性。在使用检验方法时必须在应用原理的基础上进行,并提前采取检验分析措施。在使用荧光免疫技术的过程中,检验人员必须合理掌握检验方法、注意事项,以免发生不良事件。

第四节 放射免疫试验

放射免疫试验是利用特异的放射性核素,标记抗原或抗体分子,通过测定放射性强度来评估抗原抗体反应的情况,从而实现对待测物质的定量(或定性)分析。在实际临床工作中,医务工作者可以利用放射免疫试验与酶免疫试验的检测结果,结合患者的临床表现,更快、更精准地确定疾病的种类及病情的严重程度,进而更好地推进疾病的诊断和治疗工作。因此,放射免疫试验与酶免疫试验在临床检验工作中的应用十分普遍。

一、放射性核素标记物

放射免疫试验以放射性核素作为示踪物质(标记物),选择哪种放射性核素,以及如何制备放射性核素标记物,是建立放射免疫试验的基础。

(一)放射性核素基本知识

1.放射性核素

放射性核素是指在自然条件下可发生自发性的转化,由一种放射性核素转变为另一种放射性核素,并同时释放射线的核素。放射性核素的这一转变过程称为放射性衰变。

2.放射性核素^{125}I

放射性核素^{125}I是最常用的放射免疫技术标记物。其优点为:①化学性质比较活泼,标记方法简单,且容易获得高比活性的标记物。②在衰变过程释放γ射线,便于测量,且测量效率高。③半衰期短(60 d),试剂盒有一定的使用期,废弃物的处理也比较容易。缺点包括:①用^{125}I取代^{3}H会改变原物质的化学结构,有可能影响原物质的免疫活性。②较容易发生辐射损伤而使标记抗原变性。③标记物只能应用6~8周,对商品化的试剂来说,其产品的货架期较短。

(二) 放射性核素标记物的制备

放射性标记物的质量优劣,是此技术的关键,标记物的各项指标直接影响测量结果。因此,必须制备高比活性、高纯度和具有完整免疫活性的标记物,这是建立高质量放射免疫分析法的重要条件。

1.抗原(抗体)

用于放射性碘标记的抗原化合物一般要求其为纯度大于90%的高纯度抗原,蛋白质、肽类抗原可直接进行标记,非蛋白质抗原或半抗原(不含有酪氨酸或酪氨酸残基上的氢原子等的甾体激素和药物分子等)需要进行必要的修饰才能用放射性碘标记。用于放射性碘标记的抗体需选用高效价、高亲和力的抗体,常选择多克隆抗体,也可以选择单克隆抗体。此外,必须选用较高纯度的抗体,而多克隆抗体还必须具有较高的特异性。

2.氯胺T法

将放射性核素连接在抗原或抗体分子上形成放射性核素标记物。放射性核素标记物是进行放射免疫分析关键的试剂之一。放射性核素^{125}I的标记通过取代反应置换被标记物中酪氨酸或酪氨酸残基芳香环上的氢原子实现。因此,蛋白质、肽类等化合物可直接标记,而对不含上述基团的甾体激素或药物分子,必须连接相应的基团才能进行标记。

3.纯化

标记反应后形成的标记物不能直接使用,需去除游离^{125}I和其他杂质(如过度标记的标记物)。游离^{125}I和^{125}I标记抗体(抗原)分子大小相差悬殊,采用凝胶层析即可分离。标记物长期储存后可因脱碘和自身辐射造成蛋白质破坏而形成碎片,可采用上述方法对标记物重新进行纯化。

4.放射性核素标记物的鉴定

放射性核素标记物的鉴定有放射化学纯度、比放射活性和免疫活性3个参数。

(1)放射化学纯度

指标记物中结合在抗原(或抗体)上的放射活性占该标记物总放射活性的百分比。

（2）比放射活性

是指单位质量标记物中所含的放射性强度，也可理解为每分子抗原（或抗体）平均所结合放射性原子的数目，常用 Ci/g 或 Ci/mmol 表示。比放射活性可直接影响竞争性分析的敏感度。

（3）免疫活性

指标记物与待测物抗原（或抗体）结合的能力，此指标可反映标记过程中被标记物抗原的免疫活性受损情况。

（4）^{125}I 放射活性检测

^{125}I 释放 γ 射线，可采用探测 γ 射线的晶体闪烁计数器测量。

5. 放射性检测的防护

为了保证职业性放射工作人员、公众的健康与安全，并保证环境不受污染，必须按《放射卫生防护基本标准》的要求，本着安全、经济、合理的原则，对核医学实验室采取综合性的卫生防护措施。放射性防护措施包括实验室的选址、布局，必要防护器材的配备，放射性废弃物的处理，放射性表面污染的去除及个人的防护等。如实验室要注意通风，实验操作间应与测量间分开，应遵守安全操作的技术规程，个人防护时必须按操作要求穿工作服、戴手套和帽子及在指定的地点操作等。

二、放射免疫分析

自放射免疫分析技术于20世纪50年代面世以来，因其高灵敏度、高特异性和高精确性等特点，而被广泛地应用于小分子抗原的定量分析。

（一）检测原理

放射免疫分析就分析原理而言属于竞争性分析，标记抗原和非标记抗原对同一抗体有相同的亲和力，两者在同一系统中可与特异性抗体发生竞争性结合。

（二）技术要求

在放射免疫分析中形成的抗原抗体复合物并不发生沉淀，它与游离标记抗原同时存在于体系中；只有将结合标记物部分和游离标记物部分分离，并测定其中一个组分（一般测量结合标记物），才能得到剂量–反应曲线。因此,分离技术是放射免疫分析的重要技术,分离效果将直接影响测定结果的准确性和重复性。

理想的分离技术应分离彻底、迅速;分离过程不影响反应平衡,且分离效果不受反应介质干扰;操作简便、重复性好。常用分离技术有聚乙二醇沉淀法、双抗体法等。

(三) 方法评价与临床应用

1. 方法评价

(1)优点

①灵敏度高,能检测出 $\mu g/L$ 甚至 ng/L 或 pg/L 的物质。②特异性高,与结构类似物质间的交叉反应少。③准确性和重复性好,批间、批内误差小。④标本用量少。

(2)缺点

存在实验室和环境的放射性核素污染,试剂有效期短,不易保存。

2. 临床应用

(1)用于激素的测定,辅助诊断和治疗内分泌疾病。

(2)用于监测治疗药物浓度、检测违禁药物。

(3)用于定量检测肿瘤标志物,可用于肿瘤的辅助诊断、疗效判断及预后判断。

(4)检测细胞因子、维生素、某些微量蛋白如铁蛋白、转铁蛋白等。

(5)测定病原体抗原和抗体,可为感染性疾病的诊断提供有力的证据。如乙肝"两对半"检测对乙型肝炎的临床诊断、感染分期具有重要价值。

三、免疫放射分析

免疫放射分析(IRMA)是一种非竞争性免疫分析,它的标记物是放射性核素,最后的检测物为放射性量。

(一) 检测原理

免疫放射分析是将放射性核素标记在抗体分子上,以过量标记抗体与待测抗原进行非竞争性免疫结合反应,然后采用固相吸附分离方式对抗原或抗体进行分离并测定。由于采用固相吸附分离方式可简化分离程序(无须离心),从而能有效节省检测时间。

(二) 技术要求

1.包被

IRMA的固相吸附分离技术重点不是分离,而是固相吸附(也称包被)。吸附一般采用物理吸附法:用pH值为9.6的碳酸盐缓冲液将预包被抗体稀释到一定浓度(3~10 μg/mL),加入试管中于室温环境中过夜;弃包被缓冲液并洗涤去掉结合不牢固的抗体,再加入1%牛血清白蛋白溶液,以高浓度蛋白封闭未结合抗体的空白位点,防止在以后反应中发生非特异性吸附,此过程称为封闭。经上述处理的塑料试管经真空干燥后保存备用。

2.抗原抗体反应

向已包被抗体的反应管中加入待测抗原及标记抗体,在一定的温度下温育至反应达到平衡。

3.抗原抗体分离

洗涤上清液,以便除去未结合的游离标记抗体。

4.放射性测定

测定反应管中的放射性强度。

5.数据处理

IRMA复合物的放射性强度与待测抗原量呈正比,用抗原标准品绘制标准曲线,即可查出待测抗原量。

(三) 方法评价与临床应用

免疫放射技术是三大经典标记免疫技术之一,它的建立使医学检验技术发生重大变化,并为医学检验开拓了新的检测领域。

1.方法评价

(1)优点

①有商品化试剂盒的生产与销售。②灵敏度、特异性明显高于放射免疫分析。

(2)缺点

①需要特殊的分离方法,主要是靠单克隆抗体作为分离剂,对小分

子的半抗原不适用。②采用放射性核素作为示踪物质,放射性废物的储存和销毁,均会对环境造成一定放射性污染。

2.临床应用

免疫放射技术原则上适用于放射免疫分析检测的所有物质。对某些难以标记的抗原如病毒,放射免疫分析不能测定,但 IRMA 可以检测。近年来,由于非放射免疫(如发光免疫分析)的飞速发展和广泛普及,同时由于放射标记技术存在放射性污染、试剂盒有效期短等缺陷,免疫放射技术有逐渐被发光免疫技术取代的趋势。但是,由于目前大多数发光免疫试剂和仪器均依赖进口产品,因此免疫放射技术在今后一段时间内仍会发挥一定作用。

四、放射免疫分析与免疫放射分析技术的区别

放射免疫分析与免疫放射分析是放射免疫技术中的两种重要类型,分别是竞争性分析和非竞争性分析的典型,两者各具特色,具体区别见表6-1。

表6-1　放射免疫分析与免疫放射分析的比较

项目	放射免疫分析	免疫放射分析
标记物	抗原	抗体
抗体用量	限量	过量
反应模式	竞争性分析	非竞争性分析
反应时间	较慢	较快
分离技术	聚乙二醇、双抗体法等	固相吸附法
测量范围	较窄	较宽
敏感度	较低	较高
应用范围	常用于小分子半抗原	常用于大分子抗原或抗体

第五节　酶免疫试验

由于人体与自然界内多种物质都存在一定的接触,因此为了更好地适应生存环境,人体内就会对应地产生一定的抗体。在疾病发生、发展的过程中,病原体在人体内会产生一定的物质,而这部分物质相较于人体正常的环境是异常的、不应该存在的物质,利用酶免疫试验,可以实现异常物质的有效检出。在抗原抗体反应过程中,特异的抗体只会结合特定的抗原,检验工作者利用这种反应的特异性,为临床检验工作提供重要的实验基础。在进行疾病诊断的过程中,临床检验工作者可以利用患者体内存在的某种特异性的抗原或抗体,针对性地加入待检测的抗体或抗原,形成免疫复合物,在此基础上,结合放射免疫学的方法,提高抗原抗体结合物的检测水平。此检测方法不仅能够对疾病的诊断产生重要帮助,同时也可以实现抗原抗体结合物数量的精准测量。

酶免疫试验是以酶标记的抗原(抗体)作为主要试剂,将抗原抗体反应的特异性与酶高效催化反应的专一性、敏感性相结合,检测样本中相应的抗体(抗原)的一种免疫检测技术。基本原理是将某种酶结合到特异性抗原(抗体)上,使这种酶标记的抗原(抗体)既保留酶对底物的催化活性,又保留抗原与抗体的免疫学活性,当酶标记的抗原(抗体)与相应抗体(抗原)反应后,通过酶对底物的显色反应来对抗体或抗原进行定性、定位或定量分析。作为一种经典的免疫标记技术,酶免疫试验具有灵敏度高、特异性强、准确性好、酶标记物有效期长、试剂价格低廉、操作简便等优点。近年来,随着单克隆抗体技术、化学发光技术、生物素-亲和素技术等相关技术的发展,酶免疫试验不断改进与更新,灵敏度、特异性和自动化程度得到进一步提升,在医学和生物学领域的应用也日益广泛。根据实际应用目的不同,酶免疫试验可分为酶免疫组织化学技术和酶免疫测定技术两类。

一、酶及酶标记物的制备

(一) 常用的酶

自然界的酶种类繁多,用于标记的酶应具备以下条件:①活性高,催化反应率高。②作用的专一性强,性质稳定,其活性不受标本中其他成分影响。③易与抗原或抗体偶联,偶联后不影响抗原、抗体的活性。④酶催化底物后的产物易于测定,且测定方法简便易行、敏感、精确。⑤酶和底物价廉易得,对人体无害。

1.辣根过氧化物酶

辣根过氧化物酶(HRP)来源于植物辣根,是一种复合酶,是由主酶(糖蛋白)和辅基(亚铁血红素)结合而成的一种蛋白质。分子量为40 kU,等电点为5.5~9.0。主酶与酶活性无关,为无色糖蛋白,最大吸收峰为275 nm;辅基是深棕色的亚铁血红素,最大吸收峰为403 nm。HRP的纯度用纯度数(RZ)表示,即HRP在403 nm与275 nm处的吸光度之比。RZ值越大,酶的纯度越高。高纯度的HRP,其RZ值应大于3.0。酶活性以单位(U)表示,即1 min将1 μmol的底物转化为产物所需的酶量。RZ值与活性无关,酶变性后,RZ值不变,但活性降低,因此选择酶制剂时,酶活性单位比RZ值更重要。HRP具有分子量小、性质稳定、易标记、易保存、溶解性好、底物种类多、价廉易得等优点,是酶联免疫吸附试验(ELISA)和酶免疫组织化学技术中最常用的酶。

2.碱性磷酸酶

碱性磷酸酶(ALP)是一种磷酸酯酶的水解酶,从大肠埃希菌提取的ALP分子量为80 kD,酶作用最适pH值为8.0;从小牛肠黏膜提取的ALP分子量为100 kD,酶作用最适pH值为9.6;后者ALP的活性高于前者。ALP敏感性高,但由于其不易透入细胞,稳定性及酶标记物的吸收率低,且价格高,不易获得高纯度制剂,因此其应用不及HRP广泛。

3.其他酶

其他标记酶还有葡萄糖氧化酶、β-半乳糖苷酶、葡萄糖-6-磷酸脱氢酶、溶菌酶、青霉素酶、苹果酸脱氢酶等。

(二) 酶标记抗体 (抗原) 的制备

用于制备酶结合物的抗原要求纯度高、抗原性强,抗体则要求特异性强、亲和力强、效价高、易于分离和纯化及批量生产。标记时可根据具体方法选择不同的抗体组分,如单克隆抗体、多克隆抗体或经纯化的免疫球蛋白组分。

1.标记方法

酶标记的抗体或抗原称为酶标记物,是酶免疫试验的重要试剂。酶标记抗体(抗原)有多种方法,根据酶的结构不同而采取不同的方法。在制备标记物时,选用的标记方法一般应符合下述特点:方法简单,重复性好,产率高;保持酶和抗体(抗原)的生物活性;酶结合物稳定,本身不发生聚合;较少形成酶与酶、抗体与抗体或抗原与抗原的聚合物。目前常用的标记方法如下。

(1)改良过碘酸钠法

该法仅用于HRP标记抗体(抗原)。过碘酸钠可将HRP分子中与酶活性无关的多糖羟基氧化为醛基,后者与抗体蛋白分子中的游离氨基结合,再加入硼氢化钠即生成稳定的酶标记物。此法制备的酶标记物产率高,是目前用于HRP标记抗体(抗原)最常用的方法。

(2)戊二醛交联法

戊二醛是常用的双功能交联剂,具有两个活性醛基,可分别与酶分子和抗体(抗原)分子上的氨基结合形成酶-戊二醛-抗体(抗原)结合物。此方法又可分为一步法和两步法。一步法是将酶、抗体(抗原)与戊二醛同时发生反应,该法操作简便,可用于HRP、ALP标记抗体(抗原),缺点是酶标记物产率低,易发生酶标记物自身聚合,且酶与酶、抗体与抗体之间也可发生交联,影响标记物的质量。两步法是先将酶与过量的戊二醛反应,除去多余的未结合的戊二醛后,再加入抗体(抗原),与戊二醛分子中另一个活性醛基结合,形成酶-戊二醛-抗体(抗原)结合物,此法优点是酶标记物均一,不发生自身聚合,标记效率高。

2.酶标记物的纯化与鉴定

当酶与抗体(抗原)结合后,应除去标记物中的游离酶、游离抗体(抗原)、酶聚合物及抗体(抗原)聚合物,因为游离酶会增加非特异性显色,而游离抗体(抗原)与酶标记的抗体(抗原)有竞争作用,会降低特异性染色的强度。

二、酶联免疫吸附试验

ELISA是一种被广泛用于液体标本中微量物质检测的方法。由于ELISA具有快速、敏感、简便、易于标准化等优点,已成为应用最广泛的检测方法之一。

(一) 基本原理

在不影响免疫活性的条件下,将已知抗原或抗体吸附在固相载体表面(常用为聚苯乙烯),按照一定的程序加入待测的抗体或抗原,以及酶标记的抗体或抗原,使抗原抗体反应在固相载体表面进行,用洗涤的方法将固相抗原抗体与酶的复合物与液相中的游离成分分开。加入酶反应底物后,通过酶对底物催化的显色反应程度,对标本中抗原或抗体进行定性或定量分析。

(二) 技术类型

ELISA既可以用于测定抗原,又可以用于测定抗体。根据检测目的的不同,ELISA有以下常用类型。

1.双抗体夹心法检测抗原

将已知抗体包被固相载体,使待测标本中的相应抗原与固相抗体结合,然后再与酶标抗体结合,形成固相抗体-待测抗原-酶标抗体复合物,洗去多余的未结合成分,加底物后显色,根据显色反应的强度确定待测抗原的含量。

2.双位点一步法检测抗原

在双抗体夹心法基础上使用针对抗原分子上两个不同抗原决定簇的单克隆抗体,分别作为固相抗体和酶标抗体。测定时将待测标本和酶标抗体同时加入进行反应,形成固相抗体-待测抗原-酶标抗体复合物,洗涤后,即可加入底物,显色后进行抗原的定性或定量测定。

3.竞争法检测抗原

酶标抗原和待测抗原对固相抗体具有相同的结合力,在同一反应体系中两者竞争结合固相抗体。若将固相抗体和酶标抗原固定限量,且将固相抗体的结合位点少于酶标和非酶标抗原的分子数量和,免疫反应后,结合于固相抗体的酶标抗原量与标本中待测抗原量成反比。待测抗原量越多,相应的结合特异性抗体越多,而酶标抗原与固相抗体结合越少,底物显色反应浅;反之,则显色越深,即底物显色程度与待检标本中抗原含量成反比。

4.间接法检测抗体

将已知抗原吸附于固相载体上,待测标本中相应抗体分别与固相抗原、酶标抗抗体结合,形成固相抗原-待测抗体-酶标抗抗体复合物,根据加底物后的显色程度确定待测抗体含量。

5.双抗原夹心法检测抗体

此法也是检测抗体常用的方法,其原理类似于双抗体夹心法检测抗原,操作步骤也基本相同,是用已知抗原包被固相载体,待检标本中的相应抗体可分别与固相抗原、酶标抗原结合,形成固相抗原-待测抗体-酶标抗原复合物,根据加底物后的显色程度确定待测抗体的含量。也可采用一步法,由于机体产生抗体IgG的效价有限,一般不会因为抗体过多出现钩状效应。

6.竞争法检测抗体

抗体的测定一般不使用竞争法,但抗原中杂质难以去除或对应的抗原结合特异性不稳定时,则可采用这种方式测定,最典型的例子就是检测乙型肝炎病毒核心抗体(HBcAb)和乙型肝炎病毒e抗体(HBeAb)。虽然都是竞争法,但具体操作模式有所差别。

三、其他酶免疫试验

(一) 均相酶免疫试验

均相酶免疫试验属于竞争性结合分析方法,其原理是酶标抗原和未标记抗原与限量抗体竞争结合的能力相同,而酶标抗原与抗体结合形成酶标抗原-抗体复合物后,其中的酶活性将被减弱或增强。因此,不需对反应液中结合和游离的酶标抗原进行分离,直接测定反应系统中总酶活性的变化即可推算出被检样品中抗原的含量。均相酶免疫试验主要用于小分子激素和半抗原(如药物)等的测定。

(二) 液相酶免疫试验

液相酶免疫试验的操作步骤是将酶标抗原、待测抗原与特异性抗体共同混合(平衡法),或先将待测抗原与特异性抗体混合反应一定时间后,再加入酶标抗原(非平衡法),抗原抗体反应达到平衡后,加入抗抗体,离心沉淀后,将游离的酶标记物与结合的酶标记物分离,弃去上清液,然后测定沉淀物中酶的活性。待测抗原量与沉淀物中酶的活性成反比。

(三) 固相膜免疫技术

固相膜免疫技术是以微孔滤膜作为固相载体的免疫测定技术,常用的固相膜为NC膜。

第六节　化学发光免疫试验

自从20世纪70年代开创化学发光免疫技术以来,世界各国科学家在这个技术的基础上不断研究,以改善此技术在人体医学检验上的应用。通过科学家们不懈的努力探索,化学发光免疫技术最终进入临床测试并应用,时至今日,化学发光免疫分析作为一种微量物质定量检测技术,已经发展得较先进且成熟,在人体疾病筛查和健康监测等方面,都起着十分重要的作用。

一、化学发光剂和标记技术

(一) 化学发光技术与化学发光剂

化学发光免疫分析是将化学发光技术的高灵敏度与免疫学方法的高特异性进行结合,实现人体内蛋白质、激素、药物等物质定量分析的方法。

1.化学发光技术原理

发光是指物质在吸收了外界传输的能量后,释放光子发出光的过程。化学发光技术则通过化学反应释放出大量的能量,由发光物质吸收能量后形成处于激发态的中间体,而当这种中间体由激发态回到相对稳定的基态时,就会产生光子,以释放吸收的化学反应产生的能量。

2.化学发光剂

化学发光免疫分析中的发光物质是在化学发光反应中参与能量转移并最终以发射光子的形式释放能量的化合物,称为化学发光剂或发光底物。在化学发光免疫分析应用中最常采用的是化学发光剂的氧化发光,这些发光剂大多是有机化合物。要作为化学发光剂必须满足以下条件:①其发光是由化学发光剂的氧化反应所产生的。②产生的光量子效率高。③不影响反应体系中抗原或抗体的活性。④能与抗原或抗体形成稳定的偶合物。⑤对环境和人体无毒性。

化学发光免疫分析的化学发光剂通常分为两类,一类是作为标记物,直接标记在抗原或抗体上,在化学反应过程中发光;另一类是作为底物,在酶(ALP、HRP)的催化作用下发光。

(二) 发光剂的标记技术

在化学发光免疫分析过程中,不论是化学发光剂还是参与发光反应的酶类物质,必须通过化学手段将一种分子共价连接到另一种分子上,参与偶联反应的两种物质分别称为标记物和被标记物。

1.标记方法

(1)碳二亚胺缩合法

常用的缩合剂有1-乙基-3-(3-二甲基氨基丙基)-碳二亚胺和二环己基碳二亚胺,用于蛋白质分子中的游离羧基或游离氨基的标记,制备大分子-大分子或大分子-半抗原衍生物的交联结合物。制备过程较温和,应用范围广。

(2)重氮盐偶联法

芳香胺能与$NaNO_2$和HCl反应生成重氮盐,该重氮盐能直接与蛋白质的酪氨酸残基上酚羟基邻位反应,形成偶氮化合物。重氮盐能与蛋白质偶联的位置有:酪氨酸残基上的酚羟基邻位、组氨酸咪唑环等。此法简易、成本低、重复性好,标记的分子无芳香伯胺基则不能用此法。

（3）过碘酸盐氧化法

此方法可用于化学发光剂或催化剂的标记,适用于芳香伯胺或脂肪伯胺发光剂,该标记方法稳定且标记物不易脱落,但不适用于无糖基的蛋白质和含有糖基但氧化后会影响免疫学活性的蛋白质。

（4）混合酸酐法

标记物或被标记物分子结构中含有羟基,在三乙胺或三正丁胺等存在时,与氯甲酸酯反应,生成活泼的混合酸酐中间体,混合酸酐能与另一分子的氨基反应形成以酰胺键连接的化学发光标记物。

（5）琥珀酸法（环内酸酐法）

此法利用环内酸酐与分子中的羟基或氨基反应形成半酯或半酰胺,再经碳二亚胺缩合法或混合酸酐法使其与另一分子中的氨基作用形成酰胺键,标记物与被标记物通过琥珀基连接在一起。该方法没有双功能交联剂的不良反应,能实现标记物和蛋白质分子间的单向定量缩合,标记效率高,已有商品化试剂供应。

（6）琥珀酰亚胺活化法

蛋白质分子通过琥珀酰亚胺活化,再与化学发光剂的氨基偶联形成以酰胺键连接的发光标记物。该方法的优点是能避免使用其他双功能交联剂时存在的不良反应,是标记物和蛋白质分子间的单向定量缩合,标记率高。

（7）戊二醛法

戊二醛作为一种双功能交联剂,可通过2个醛基分别与标记物和被标记物的伯胺基形成希夫碱,通过一个五碳桥偶联成发光标记物。由于戊二醛在溶液中以单体和聚合体形式存在,后者占多数,所以在标记反应中双方分子间构成较大的距离,减少了在抗原抗体反应时的空间位阻;但因偶联不易定量控制且缺乏特异性等而未得到广泛应用。

（8）三联吡啶钌标记

主要用于电化学发光免疫分析的试剂制备,包括电化学发光剂的标记和抗原或抗体的固相化。

2.影响标记的因素

(1)化学发光剂的选择

根据化学发光剂的结构和性质选择合适的标记方法。

(2)被标记蛋白质的性质

抗原作为被标记物时,应具有较高的纯度和免疫学稳定性;抗体作为被标记物时,应具有较高的效价,可用提纯的IgG来代替全血清,以减少血清中氧化酶类的影响,亦可排除其他物质对化学发光免疫测定的干扰。

(3)标记方法的选择

不论是直接法还是间接标记法都有其独特的反应条件和适用对象。应在熟悉这些方法的原理和应用情况下,正确选择与化学发光剂和被标记物结构相适应的偶联方式。

(4)原料比

在制备发光剂-IgG结合物时,IgG发光剂交联剂的摩尔比会影响结合物的发光效率。

(5)标记率

标记率是指结合物中IgG与化学发光剂之间的摩尔比。每一种化学发光剂对应被标记物都有最佳标记率,标记物未选择好,会造成标记率低、不易保存等现象。

(6)温度

对于较稳定的小分子标记物,温度的影响较小;当被标记物是抗原或抗体等大分子(蛋白质)时,由于蛋白质的热不稳定性,应尽量选择较低的温度,避免蛋白质在标记过程中丧失活性。

(7)纯化与保存

多数经偶联反应制备的结合物,使用前都需用透析法、凝胶过滤法或盐析法等进行及时的纯化。对新制备或经长时间保存的结合物,在使用前均需测定蛋白质的含量、免疫学活性及发光效率等指标,以保证实验结果准确、可靠。结合物一般可分装保存,并且最好冷冻、干燥保存。

二、化学发光免疫分析技术

化学发光免疫分析技术根据其发光物质的发光特点,可分为直接化学发光免疫分析、化学发光酶免疫分析和电化学发光免疫分析3种类型,3种免疫反应原理基本相同,但发光反应各有特点。

(一) 直接化学发光免疫分析

直接化学发光免疫分析指用化学发光剂直接标记抗原或抗体的免疫分析方法。常用的化学发光剂为吖啶酯类化合物,该方法通过启动化学发光剂的作用而快速、强烈地闪烁发光,且发光在1 s内完成。吖啶酯作为标记物在化学发光免疫分析中的优点是:①化学反应简单、快速,无须催化剂。②非特异性结合少,本底发光低,检测小分子抗原宜采用竞争法,大分子抗原则采用夹心法。③灵敏度高,与大分子结合不会减少所产生的光量。

(二) 化学发光酶免疫分析

化学发光酶免疫分析用参与催化某一化学发光反应的酶如HRP或ALP标记抗原或抗体,在与待测标本中相应的抗原(抗体)发生免疫反应后,形成固相包被抗体-待测抗原-酶标记抗体复合物,将其洗涤后,加入底物(发光剂),以酶催化和分解底物发光,检测光信号,再经计算机数据处理,得出待测物的浓度。

1.HRP标记的化学发光酶免疫分析

用HRP标记抗原或抗体进行免疫反应后,以鲁米诺为发光底物,在过氧化物酶和启动发光试剂的作用下,鲁米诺发出波长为425 nm的光。有些全自动免疫发光分析仪,采用生物亲和素技术和增强化学发光技术,用HRP标记抗原或抗体,以锥形小杯为固相载体,鲁米诺为发光底物,同时加入化学发光增强剂(3-氯-4-羟基乙酰苯胺),增加化学发光强度,延长发光时间。

2.ALP标记的化学发光酶免疫分析

与HRP标记的化学发光酶免疫分析的不同点是,此法以ALP为标记物,进行免疫反应后以1,2-二氧环乙烷衍生物(AMPPD)为发光底物。

AMPPD在ALP作用下产生470 nm的光。

（三）电化学发光免疫分析

电化学发光免疫分析是化学发光免疫分析中的新一代标记免疫分析技术，是电化学发光和免疫测定相结合的产物。

其原理是在电极表面由化学引发的特异性化学发光反应，包括电化学和化学发光两部分。电化学发光免疫分析常采用直接法，通过免疫反应和由电化学引发的特异性化学发光反应产生电化学发光，其发出的光强度由检测器检测并自动计算出被测定物样品的浓度。目前，采用链霉亲和素-生物素包被技术，以磁性颗粒作为载体，利用链霉亲和素-生物素的牢固结合力、免疫放大能力和反应系统中的磁分离功能，使免疫反应在微珠表面快速进行。并且，电发光过程产生许多光子，使光信号得以增强，检测灵敏度大为提高。

三、方法评价

化学发光免疫分析自20世纪70年代问世以来，因其检验稳定性、报告时间短、易于全自动化和不污染环境等特点，近年来已在我国各级医院广泛使用。其主要优点叙述如下。

（一）灵敏度高

化学发光底物（如AMPPD）可检测出的碱性磷酸酶的浓度比显色底物要灵敏5×10^5倍。

（二）线性动力学范围

化学发光免疫分析有较宽的线性动力学范围，发光强度在4～6个量级时与测定物质浓度间呈线性关系。这与显色的酶免疫试验吸光度为2.0的范围相比，优势明显。虽然放射免疫分析也有较宽的线性动力学范围，但放射性限制了其应用。

（三）光信号持续时间长

辉光型的化学发光免疫分析产生的光信号持续时间可为数小时甚至1天，简化了实验操作步骤及测量方法。

(四) 分析方法简便、快速

绝大多数分析测定均为仅需加入一种试剂（或复合制剂）的一步模式。

(五) 结果稳定、误差小

样品系直接发光，不需任何光源照射，免除了各种因素给分析带来的影响，使分析结果灵敏、稳定、可靠。

(六) 其他

安全性好，无放射性污染，且试剂的使用有效期相对较长，可长达1年，因此可节约成本，也利于推广应用。

第七节　免疫组织化学技术

免疫组织化学技术又称免疫细胞化学技术，是指用标记的特异性抗体在组织细胞原位通过抗原抗体反应和组织化学的呈色反应，对相应抗原进行定性、定位、定量测定的一项免疫检测方法。它把免疫反应的特异性、组织化学的可见性和分子生物学技术的敏感性等巧妙地结合在一起，借助显微镜（包括荧光显微镜、电子显微镜）的显像和放大作用，在细胞、亚细胞水平检测各种抗原物质（如蛋白质、多肽、酶、激素、病原体及受体等）。它是形态、结构、功能和代谢密切结合为一体的研究和检测技术，在原位检测出抗原物质的同时，还能观察到组织的病变与该抗原物质的关系，从而有助于了解疾病的发病机制和病理过程。

一、免疫组织化学技术的原理

免疫组织化学技术是以抗原与抗体间特异性结合反应为基础的技术，利用制备的抗原或抗体与待测样本中靶物质结合，将待测物质从样本中分离出来，再通过其理化性质的改变对结果进行测量。

在临床测试中，人体血液、血清等物质中的抗原或抗体物质主要通过免疫组织化学检测。由于现代克隆技术的大量使用，人体内各种抗原抗体物质都可以制备出相对应的特异性试剂,从而检测人体内相关的疾病,因此免疫组织化学检测在临床检验中有着非常普遍的应用,其主要可用于测定:①人体中的各种蛋白质,如肿瘤标志物中的甲胎蛋白、癌胚抗原等。②人体中的激素,如孕酮、睾酮等。

二、免疫组织化学技术的要求

根据标记物的不同,免疫组织化学技术可分为荧光免疫组织化学技术、酶免疫组织化学技术、免疫金(银)组织化学技术、亲和组织化学技术、免疫标记电镜组织化学技术等。不同的免疫组织化学技术,各具有独特的试剂和方法,但其基本技术原理相似。免疫组织化学技术的基本过程包括:①抗原的提取与纯化。②制备特异性抗体及抗体的纯化。③标记抗体的制备。④标本的处理与制备。⑤染色。⑥结果判定。其中,最为关键的步骤是染色。

(一) 免疫组织化学标本的处理

组织材料的处理对于免疫细胞组织化学技术至关重要。在组织细胞材料准备的过程中,不仅要求保持组织细胞形态的完整,更要保持组织或细胞成分的抗原性。标本的来源主要有以下几种:活体组织、各种体液及穿刺液、培养细胞。

(二) 标本的固定

1.标本固定的目的

良好的固定是免疫组织化学结果可靠的重要保证,固定的意义在于:①使细胞内蛋白质凝固,细胞内分解酶反应终止,以防止细胞内蛋白酶等的自溶,保持细胞形态和结构。②保存组织细胞的抗原性。③防止标本脱落。④除去妨碍抗体结合的类脂,便于保存。⑤抑制组织中细菌的繁殖,防止组织腐败和在后续组织制备中的细胞结构和成分的改变。标本的固定应以不损伤细胞形态、不干扰固定后抗原的识别和结合为原则。

2.固定剂的选择

标本固定必须根据其性质及所进行的组织化学反应选择适当的固定剂。蛋白质类抗原,可用乙醇或甲醇固定;微生物抗原可用丙酮或三氯化碳固定;如需除去病毒的蛋白质外壳,可用胰蛋白酶;多糖类抗原可用10%甲醛固定或以微火加热固定;如有黏液物质存在,应用透明质酸酶等处理除去;类脂丰富的组织进行蛋白、多糖抗原检测时,需用有机溶剂(乙醚、丙酮等)处理除去类脂。

3.固定的方法

(1)浸泡法

浸泡法为最常用的固定方法。用于动物标本、尸检标本及临床活检标本等。

(2)蒸气法

比较小而薄的标本可用甲醛蒸气固定。主要用于血液、细胞涂片及某些薄膜组织的固定。

(3)注射、灌注固定法

主要适用于动物实验标本的固定。

(4)微波固定法

近年来报道经微波固定的组织具有收缩较小、核膜清晰、染色质均匀、分辨清晰等特点。

(三) 制片

在通常的试验中所用的标本主要有细胞标本和组织标本两大类,前者包括组织印片、细胞玻片和细胞涂片,后者包括石蜡切片和冷冻切片。其中,石蜡切片是制作组织标本最基本、最常用的方法,不仅能够较好地保持组织形态,而且能做连续切片;不仅有利于各种染色的对照观察,还能进行长期存档,供回顾性研究。但为了最大限度地保存抗原,首选的制片方法仍是冷冻切片。

(四) 抗原的修复

在制片过程中,由于广泛的蛋白交联可使组织中某些抗原决定簇发生遮蔽,致使抗原信号减弱或消失。因此,须使组织抗原决定簇重新暴露,此即抗原修复,它是免疫组织化学技术中的重要步骤。至于哪种抗原需要进行修复,需在建立染色程序时确定。

1.常用的抗原修复方法

(1)酶消化法

此法是最早的抗原修复方法,根据消化能力强弱可分为轻度消化酶、中度消化酶和强消化酶。但此方法在免疫组织化学技术中的应用已越来越少。

(2)盐酸水解法

操作中应注意掌握盐酸浓度、水解温度及水解时间,以最大程度暴露抗原而又不破坏抗原为目的。

(3)微波法

将石蜡切片置于缓冲液中,凭借微波辐射产生的高热效应及高速分子运动能量解开交联蛋白,暴露被掩盖的抗原决定簇。

(4)高压法

该法利用高压和高热来促使醛键断裂,常用于一些较难修复的抗原,适用于大批切片的加热处理。

(5)煮沸法

利用热效应恢复抗原性。

1996年迈新实验室进行了高压法、微波法、煮沸法3种加热抗原修复方法的对照实验,染色强度的对照结果为高压法 > 煮沸法 > 微波法。

2.抗原修复液的选择

加热抗原修复液有多种,如枸橼酸盐缓冲液(pH值为6.0)、三羟甲基氨基甲烷缓冲液(pH值为7.0～8.0)、乙二胺四乙酸缓冲液(pH值为8.0)等。目前首选枸橼酸盐缓冲液(pH值为6.0),其优点是染色背景清晰,适合于大多数抗体。三羟甲基氨基甲烷和乙二胺四乙酸缓冲液对部分抗原修复效果较强,但其染色背景会同时加深,若使用不当容易造成假阳性结果。值得注意的是,目前尚无适用于所有抗体的抗原修复液,枸橼酸盐缓冲液(pH值为6.0)可作为免疫组织化学技术常规使用的抗原修复液,但也不能除外某些抗体使用乙二胺四乙酸和三羟甲基氨基甲烷缓冲修复液。

(五) 抗体的处理

1.抗体的选择

(1)单克隆抗体与多克隆抗体

在抗原抗体反应中,一般单克隆抗体特异性强,但亲和力相对小,检测抗原的灵敏度相对较低;而多克隆抗体特异性稍弱,抗体的亲和力强、灵敏度高,但易出现非特异性染色(可通过封闭等方法部分避免)。

(2)种属来源

一般家兔来源的抗体多为多克隆抗体,而小鼠来源的抗体多为单克隆抗体。其中,一抗和二抗的选择要匹配,如一抗是小鼠来源,那二抗的来源也应为小鼠。

(3)抗体类型的选择

一般而言,一抗为IgM,二抗须选IgM;一抗为IgG,则二抗选择IgG。

2.抗体的稀释

抗原抗体反应要求有合适的比例,抗体过量或不足均不能达到预期结果。实际操作中,需通过预实验摸索抗体的最佳稀释度,以达到最小背景染色下的最强特异性染色。

3.抗体的保存

抗体储存容器应由不吸附蛋白质的材料制成,常用的材料有聚丙烯、聚碳酸酯和硼硅酸玻璃。抗体浓度越高(浓度大于10 mg/mL),越稳定,越易保存;浓度低时,应加0.1% ~ 1.5%的牛血清白蛋白作为保护剂;必要时需要加入浓度为0.01% ~ 0.15%的叠氮化钠,以延长保存时间,但酶标记抗体不能用叠氮化钠,否则会抑制酶的活性。抗体浓缩液在-20℃环境下可保存2年,用时取出,在室温条件下溶解,如一次或短时间用不完,应进行小量分装,置于-20℃环境下保存,避免反复冻融,溶解后的抗体于2 ~ 8℃环境下可以保存1个月。稀释的抗体不能长时间保存,在4℃环境下可存放1 ~ 3 d,超过7 d效价显著降低。用作抗体的稀释液,在温度很高时,最好加入少许防腐剂如叠氮化钠、柳硫汞等,以免在切片上作用时间超过10 h而有霉菌生长。

三、免疫组织化学技术的类型

(一) 荧光免疫组织化学技术

荧光免疫组织化学技术是采用荧光素标记的已知抗体(抗原)作为探针,检测待测组织、细胞标本中的靶抗原(抗体),形成的抗原抗体复合物上带有荧光素,在荧光(或激光共聚焦)显微镜下,可以分辨出抗原(抗体)所在位置及性质,并可利用荧光定量技术计算其含量,以达到抗原(抗体)定位、定性和定量测定的目的。

(二) 酶免疫组织化学技术

酶免疫组织化学技术是在一定条件下,应用酶标抗体(抗原)与组织或细胞标本中的抗原(抗体)发生反应,催化底物产生显色反应,通过显微镜观察标本中抗原(抗体)的分布和性质,也可通过图像分析技术达到定量的目的。酶免疫组织化学技术可分为酶标记抗体免疫组织化学技术和非标记抗体酶免疫组织化学技术两种类型。

1.酶标记抗体免疫组织化学技术

酶标抗体与组织或细胞的靶抗原反应后,通过酶对底物的特异性催化作用,生成不溶性有色产物,沉淀在靶抗原位置,达到对组织或细胞抗原定位、定性、定量检测的目的,常用的方法有直接法和间接法。

直接法是将酶直接标记在特异性抗体上,与组织或细胞内相应的抗原进行特异性反应,形成抗原–抗体–酶复合物,最后加入底物显色。直接法的优点在于操作简便、特异性强,缺点是灵敏度低、抗体种类有限。

间接法是将酶标记在第二抗体上,先将第一抗体(特异性抗体)与相应的组织或细胞抗原结合,形成抗原抗体复合物,再用第二抗体(酶标抗体)与复合物中的特异性抗体结合,形成抗原–抗体–酶标抗体复合物,最后加入底物显色。间接法的优点是检测灵敏度高,缺点是特异性不如直接法,操作较为烦琐。

2.非标记抗体酶免疫组织化学技术

在非标记抗体酶免疫组织化学技术中,酶不是标记在抗体上,而是首先用酶免疫动物,制备效价高、特异性强的抗酶抗体,通过免疫学反应将抗酶抗体与组织抗原连接在一起。该方法避免了酶标记时对抗体的损伤,同时提高了方法的灵敏度。

(三) 免疫标记电镜技术

1.免疫标记电镜技术的原理

免疫标记电镜技术是利用高电子密度的颗粒性标记物标记抗体,或用经免疫组织/细胞化学反应能产生高电子密度产物者如 HRP 标记抗体,在电子显微镜下对抗原抗体反应中的高电子密度标记的抗原(抗体)进行亚细胞水平定位的技术。免疫标记电镜技术较其他免疫组织化学技术在电子显微镜下的定位更为精确,可定位至细胞膜、细胞器,在探索病因与发病机制等方面有其独特的优点。

2.免疫标记电镜技术标本的制备要求

免疫标记电镜技术标本的制备要求是既要保持良好的细胞超微结构,又要注意保持抗原的免疫反应性,因此在组织固定时,选用的固定剂不宜过强。在取材方面,免疫标记电镜技术较光镜免疫化学技术要求更迅速、更精细。

该技术的免疫染色方法可分为包埋前染色法、包埋后染色法和超薄冷冻切片染色法三种。

(四) 亲和组织化学技术

亲和组织化学技术是一种利用两种物质之间的高亲和力而建立的方法。一些具有双价或多价结合力的物质对某种组织成分具有高亲和力,可以与标记物如荧光素、酶、放射性核素在亚细胞水平进行对应亲和物质的定位、定性或定量分析。此方法具有灵敏度高,操作简便、省时,对抗原的定性、定位或定量分析准确、清晰等优点。

第八节　POCT相关的免疫学技术

POCT是指在采样现场进行的,利用便携式分析仪器及配套试剂快速得到检测结果的一种检测方式。POCT的含义可从两方面进行理解:空间上,为在患者身边进行的检验,即"床旁检验";时间上,为"即时检验"。POCT产品已经从第一代定性试纸条检测、第二代半定量色板卡比色或仪器阅读、第三代全定量手工加仪器操作、第四代全自动仪器,向第五代自动化、信息化、智能化技术平台发展,即向"智慧POCT(iPOCT)"跨越。POCT涉及的技术多种多样,本节主要以胶体金免疫技术为例,介绍与POCT相关的免疫学技术。

一、胶体金免疫技术概述

胶体金免疫技术是以胶体金作为示踪物应用于抗原或抗体检测的一种新型标记免疫技术。

(一) 免疫金

胶体金的特性胶体金也称为金溶胶,是金盐被还原成金原子后形成的金颗粒悬液。胶体金颗粒由一个基础金核及包围在外的双离子层构成,紧连在金核表面的是负离子层(内层),带正电荷的H^+层(外层)则分散在胶体金溶液中。由于静电作用,金颗粒之间相互排斥而悬浮成为一种稳定的胶体状态,形成带负电的疏水胶溶液,故称胶体金。

(二) 胶体金的制备

胶体金的制备一般采用还原法,向一定浓度的金溶液内加入一定量的还原剂,氯金酸中的金离子可被还原成金原子,形成金颗粒悬液。常用的还原剂有枸橼酸钠、鞣酸、抗坏血酸、白磷、硼氢化钠等。最常用的方法为枸橼酸钠还原法。

胶体金的鉴定指标主要有颗粒大小、粒径的均一程度及有无凝集颗粒等。良好的胶体金应该是清亮透明的,若制备的胶体金浑浊或液体表面有漂浮物,提示有较多的凝集颗粒。由于胶体金有不稳定和聚沉的可能性,因此,制备完毕后最好在 20 d 内进行标记。

二、方法类型及技术要点

依据检测模式、反应模式不同分为斑点金免疫渗滤试验(DIGFA)和胶体金免疫层析试验(GICA)两种方法。每一种方法又包含不同的类型。

(一) 斑点金免疫渗滤试验

DIGFA 是在渗滤装置中以 NC 膜为固相膜载体包被抗原或抗体,依次在膜上滴加标本、免疫金、洗涤液等试剂与抗原或抗体反应,形成大分子免疫金复合物,阳性结果为在膜上呈现红色斑点。该方法除试剂盒外不需任何仪器设备,操作步骤简单,已成为与 POCT 相关的主要技术之一。

1.类型

DIGFA 的测定模式主要包括双抗体夹心法和间接法。

(1)双抗体夹心法

主要用于检测抗原。NC 膜中央包被抗体,滴加待测标本,若标本中有待测抗原,则在渗滤过程中与膜上抗体结合,再滴加胶体金标记抗体,胶体金标记抗体则与膜上抗原抗体复合物结合形成双抗体夹心式复合物,加洗涤液洗涤后,膜中央呈现出红色斑点即为阳性结果(胶体金聚集)。

(2)间接法

主要用于检测抗体。NC 膜中央包被抗原,滴加待测标本,若标本中有待测抗体,则与膜上抗原结合,加胶体金标记抗人 IgG 抗体,再加洗涤液洗涤,膜中央呈现出红色斑点即为阳性结果(胶体金聚集)。由于人血清标本中非目的性的 IgG 干扰,该法易产生假阳性结果,故临床上较少用。

2.技术要点

①将渗滤装置平放于实验台上,于小孔内滴加 1~2 滴标本,待其完全渗入。②滴加胶体金试剂 1~2 滴,待其完全渗入。③滴加洗涤液 1 ~ 2 滴,待其完全渗入。④判读结果:膜中央有清晰的淡红色或红色斑点判

为阳性反应;反之,则为阴性反应。斑点呈色的深浅相应地提示阳性程度。

(二) 胶体金免疫层析试验

GICA 是以 NC 膜为载体的胶体金标记技术和蛋白质层析技术相结合的快速固相膜免疫分析技术。其特点是可进行单份标本检测,且操作简便、无须特殊仪器设备、试剂稳定,因此发展非常迅速,特别符合 POCT 项目要求。GICA 的测定模式主要包括双抗体夹心法、竞争法和间接法。双抗体夹心法主要用于检测大分子抗原;竞争法主要用于检测小分子抗原;间接法主要用于检测抗体。

(三) 斑点金免疫渗滤试验和胶体金免疫层析试验的比较

DIGFA 和 GICA 的特点比较见表6-2。可以看出,GICA 有着明显的优势。目前无论是生产单位还是商品的种类,GICA 远超过 DIGFA,但是 DIGFA 也有可取之处,除在观察时间上较为方便外,在间接法测抗体和定量测定中也较 GICA 更为有利。

表6-2　DIGFA 与 GICA 的特点比较

项目	DIGFA	GICA
试剂形式	渗滤装置及3瓶液体试剂	单一试剂条
试剂保存	4～8℃环境下6个月	室温环境下1年
观察时间	操作结束(约3 min)即刻观察	操作结束后等待5～20 min
阳性反应颜色	操作结束后颜色不变	颜色逐渐加深

(四) 半定量测定和定量测定

DIGFA 和 GICA 一般均为定性试验,适用于检测正常人体液中不含有或含量极低而患病时水平明显升高的物质,如传染病抗原和抗体、毒品类药物、妊娠时尿液中的人绒毛膜促性腺激素(hCG)等。但定性检测往往不能满足临床要求,而 DIGFA 和 GICA 阳性显色的深浅与标本中受检物的浓度有一定的相关性,之前的制作工艺很难使每一份试剂性质相同,因此测定的变异系数很大,不适用于定量测定。这些年通过改进技术、严格控制质量,已能生产出性质基本均一的试剂,为定量测定创造了条件。

1.半定量测定

(1)DIGFA

①色带比对法:测定时标本的显色斑点与试剂盒中配备的和受检物浓度相对应的深浅不同的色带板比对,以估计受检物的浓度。②质控标准品对照法:将试剂盒中的质控标准品与标本同时测定,比较两者颜色,以估计标本中受检物的含量。此法已被应用于肌红蛋白双孔半定量测定。

(2)GICA

除DIGFA所用的色带比对法和质控标准品对照法外,还有以下两种方法。①质控线对比法:制备试剂时控制质控线反应颜色的深度,使之与受检物临床临界浓度在测定时显色相近。②多条测定线法:在NC膜上加置多条平行的抗体或抗原线,测定时标本中待测物浓度高的显色条数多。如测定血清甲胎蛋白时,第一条线显色表明甲胎蛋白浓度 > 30 μg/L,第二条线显色表明甲胎蛋白浓度 > 200 μg/L。

2.定量测定

(1)DIGFA

较易进行定量测定,因其操作结束时反应也终结,显色不再变化。使用读卡设备即可行定量测定,如C反应蛋白和D-二聚体的定量测定。

(2)GICA

定量较为困难,因其标本加入后与胶体金标记的抗原或抗体一起逐步向NC膜推进,测定线上出现的颜色逐渐加深。再加上液流速度、反应温度等影响,难以在规定时间得到恒定结果。目前可以用该法定量测定肌钙蛋白T和肌红蛋白。

第九节　其他免疫技术

基于抗原抗体结合后物理特性的变化而建立了非标记表面等离子共振(SPR)技术;以核苷酸片段为标志物,通过 PCR 扩增放大技术而建立了高灵敏度的免疫 PCR 技术;借助生物素与亲和素固有的高亲和力结合的特性,建立了生物反应放大系统,进一步丰富了检测模式,提高了检测的灵敏度。

一、非标记表面等离子共振技术

SPR 技术是 20 世纪 90 年代发展起来的一种分析生物分子间相互作用的生物传感分析技术。

(一) 基本原理

非标记 SPR 的基本原理是一种物理光学现象,利用 P 偏振光在玻璃与金属薄膜界面处发生全反射时渗透到金属薄膜内的消失波,引发金属中的自由电子产生表面等离子体,当表面等离子体与消失波的频率相等时,二者将发生共振,界面处的全反射条件将被破坏,呈现衰减全反射现象,入射光被金属表面电子吸收,使反射光能量急剧下降,当入射光波长固定时,反射光强度是入射角的函数,其中反射光强度最低时所对应的入射角称为共振角。SPR 对附着在金属薄膜表面的介质折射率非常敏感,当表面介质的属性改变或者附着量改变时,共振角将不同。因此,可以通过获取生物反应过程中共振角的动态变化,得到生物分子间相互作用的特异性信号。

1.等离子体与金属等离子体

等离子体通常指由密度相当高的自由正、负电荷组成的气体,其中正、负带电离子数目几乎相等,是物质存在的一种形态。它的主要特征如下:①离子间存在长程库伦作用。②等离子体的运动与电磁场的运动紧密耦合,形态和性质受外加电磁场的影响强烈。③存在极其丰富的集体效应和集体运动模式(如各种静电波和漂移波等)。④等离子体对边界条件十分敏感。

金属等离子体存在于金属中,价电子为整个晶体所共有,形成所谓的费米电子气。价电子可在晶体中移动,而金属等离子体则被束缚于晶格位置上,但总的电子密度和离子密度是相等的,从整体来说金属是呈电中性的。人们将这种情况形象地称为"金属离子浸没于电子的海洋中"。这种情况和气体放电中的等离子体相似,因此可以将金属看作一种电荷密度很高的低温等离子体,而气体放电中的等离子体是一种高温等离子体,电荷密度比金属中的低。

2.等离子体波与表面等离子体波

(1)等离子体波

当金属受到电磁干扰时,金属中的电子密度分布就会变得不均匀。设想在某一区域,电子密度低于平均密度,那么就会形成局部的正电荷过剩。这是由于库伦引力作用,邻近的电子被吸引到该区域,而被吸引的电子由于获得附加的动能,又会使该区域聚集过多的负电荷,然而,由于电子间的排斥作用,电子再度离开该区域,从而形成价电子相对于正电荷背景的起伏振荡。由于长程库伦作用,这种局部的电子密度振荡将形成整个电子系统的集体振荡,即等离子体振荡,并以密度起伏的波的形式来表现,称为等离子体波。

(2)表面等离子体波

表面等离子体振荡产生的电荷密度波,沿着金属和电介质的界面传播,形成表面等离子体波,电磁波的场矢量在界面处达到最大,并在两种介质中逐渐衰减。表面等离子体波是横磁波,其磁场矢量与传播方向垂直,与界面平行,而电场矢量则垂直于界面。

3.全反射与消逝波

当光从光密介质射入光疏介质,入射角增大到一定角度,使折射角达到90°时,折射光将完全消失,而只剩下反射光,这种现象称为全反射。以波动光学的角度来研究全反射时,研究人员发现入射光到达界面时并不是直接产生反射光,而是先透过光疏介质约一个波长的深度,然后沿界面流动约半个波长,再返回光密介质,而光的总能量没有发生改变。透过光疏介质的波被称为消逝波。

4.棱镜耦合棱镜

棱镜耦合棱镜是非标记SPR技术研究中应用最为广泛的光学耦合器件。棱镜由高折射率、非吸收性的光学材料构成,其底部镀有厚度为50 nm左右的高反射率的金属薄膜(一般为金或银),膜下面是电介质。

(二) 临床应用

非标记SPR技术具有以下优点:①免标记,可消除标记物对待测物结构的影响和对检测反应造成干扰的可能性。②可实时、连续检测。③对样本要求低,对浑浊、不透明或有色的溶液也可检测。非标记SPR技术在生命科学、医疗检测、药物筛选、食品检测、环境监测、毒品检测以及法医鉴定等领域具有广泛的应用需求。非标记SPR技术可用来进行实时分析,可简单快捷地监测DNA与蛋白质之间、蛋白质与蛋白质之间、药物与蛋白质之间、核酸与核酸之间、抗原与抗体之间、受体与配体之间等生物分子之间的相互作用,以及用于浓度定量、结合动力学、亲和力、热力学分析等。

二、免疫聚合酶链反应技术

PCR技术自1985年问世以来,经过几十年的发展,已成为现代分子生物学研究中不可缺少的手段,是一种极为灵敏的放大系统。

(一) 免疫PCR技术基本原理

免疫PCR包括待测抗原、生物素化抗体、亲和素(连接分子)、生物素化DNA和PCR扩增五个部分。

首先将待测抗原与相应的生物素化抗体结合,再加链霉亲和素,链霉亲和素可与抗原抗体复合物中的生物素结合,也可与生物素化的大肠埃希菌克隆用质粒(pUC19)DNA中的生物素反应,从而将特定的DNA间接吸附于固相。吸附于固相的pUC19质粒DNA在相应引物的存在下,可经几小时的PCR扩增放大数百万倍,PCR产物的多少与固相上抗原的量呈正比。

(二) 方法类型

1. 免疫PCR

免疫PCR基本方法同ELISA,但其标记物是一段已知的核苷酸片段,通过PCR扩增可放大检测信号。

2. 原位免疫PCR

原位免疫PCR是一种原位检测组织或细胞中抗原的技术。经充分封闭待测石蜡切片上的非特异性结合位点、核酸酶充分消化内源性DNA和RNA后,通过生物素化抗体与亲和素系统的交联,将生物素化的pUC19固定在石蜡切片上,进行原位PCR扩增,扩增产物经原位核酸杂交,以杂交信号显示待测抗原是否存在。

3. 多分析物免疫PCR

利用大小不同的DNA分子标记不同的抗体,可同时检测多种抗原。例如,用99个碱基的DNA分子标记hCG抗体,用88个碱基的DNA分子标记人促甲状腺激素(HTSH)抗体,同时检测hCG、HTSH两个分析物,两个DNA报告分子共用一对引物,但由于PCR产物的分子量不同,从而使两个抗原得以鉴别。

4. 双相免疫PCR

双相免疫PCR既可检测病原体抗原,又可检测病原体基因。该检测原理是用一对用于扩增某病原体基因的引物,加在标记抗体的DNA标记物的两端,两者共用一对引物,但产物分子量不同,这样既可检测抗原又可检测目的基因。

(三) 免疫PCR技术的临床应用

免疫PCR技术具有非常广泛的应用前景,但目前尚处于研究阶段,还没有一个十分成熟和满意的方法,且缺乏配套试剂,所以应用的还不多。报道的几种方法均是用一些已知的标准品进行试验且存在一些缺点,如均采用待测抗原直接吸附固相,这样固相的均质性必然对结果有很大的影响;同时,检测的样品液中其他成分也可以吸附固相,极易导致背景过高或精确度下降。此外,一些难以吸附固相的抗原不能用免疫PCR检测,连接分子的特异性和均质性对PCR扩增影响也很大。

随着免疫PCR技术的进一步发展完善,免疫PCR的功能将得到更充分的发展,新的标记物和引物设计将扩展可检测分析的范围,简化较复杂的操作。

三、生物素-亲和素系统

生物素(B)、亲和素(A)是一对具有高度亲和力的物质,两者既可偶联抗原,又可偶联抗体。生物素-亲和素系统(BAS)是20世纪70年代末发展起来的一种新型生物反应放大系统。BAS与标记免疫技术的有机结合,极大地提高了分析测定的灵敏度,目前已广泛用于微量抗原、抗体的定性、定量检测及定位观察研究。

(一)生物素-亲和素系统的特点

(1)特异性。亲和素与生物素间的结合具有极高的亲和力,比抗原与抗体间的亲和力至少高1万倍,其反应呈高度专一性。因此,BAS的多层次放大作用在提高灵敏度的同时,并不增加非特异性干扰。而且,BAS的结合特性不受试剂浓度、pH值及蛋白变性剂等有机溶剂影响。

(2)灵敏度。由于每个亲和素能与4个生物素分子结合,可同时以多价形式结合生物素化的大分子衍生物和标记物。因此,BAS具有多级放大作用,使其在应用时可极大地提高检测的灵敏度。

(3)稳定性。生物素与亲和素间的作用是目前已知强度最高的非共价作用,二者结合形成复合物的解离常数很小,呈不可逆反应性;而且酸、碱、蛋白变性剂、蛋白溶解酶以及有机溶剂均不影响其结合。因此,BAS在实际应用中产物的稳定性高,从而可减小操作误差,提高测定的精确度。

(4)普适性BAS的多功能性还能提供一套统一的研究方法。

(二)生物素-亲和素系统的基本类型

依据BAS的亲和素是否被标记分为生物素-亲和素-生物素(BAB)法和生物素-亲和素(BA)法两种基本类型。BAB法是以游离亲和素为中间物,分别连接生物素化抗体和生物素化酶。在此基础上又发展了亲和素-生物素-过氧化酶复合物(ABC)法。BA法是直接用标记亲和素连接生物素化大分子反应体系进行检测,或称标记亲和素-生物素(LAB)法。

若根据待测反应体系中所用的是生物素化第一抗体还是生物素化第二抗体,又分为直接法和间接法。

1.BAB法

BAB法也称为桥联亲和素-标记生物素法,是以游离的亲和素(或链霉亲和素)作为桥联剂,利用亲和素的多价性,一端连接待测反应体系中抗原-生物素化抗体复合物,另一端连接标记生物素(如酶标生物素),达到检测反应分子的目的。间接BAB法则先将抗原与特异性抗体结合,再用生物素化第二抗体与抗原抗体复合物结合,再加亲和素作为桥联剂,最后加酶标生物素,间接法使反应增加了一个层次,从而使灵敏度进一步提高。由于生物素化抗体分子上可连接多个生物素分子,因此最终形成的抗原-生物素化抗体-亲和素-酶标生物素复合物中可积聚大量的酶分子,加入相应底物后,即可产生强烈的酶促反应,从而提高检测的灵敏度。

2.ABC法

ABC法在BAB法的基础上进行了改良,原理是预先将亲和素(或链霉亲和素)与酶标生物素按一定比例结合,形成可溶性的ABC。将其加入待测反应体系中,ABC中未饱和的亲和素(或链霉亲和素)结合部位即可与生物素化抗体(直接法)或生物素化第二抗体(间接法)上的生物素结合,使抗原抗体反应体系与ABC标记体系连成一体进行检测。由于制备ABC时,一个标记了生物素的酶分子可通过其生物素连接多个亲和素(或链霉亲和素),而一个亲和素(或链霉亲和素)分子又可桥联多个酶标生物素分子,经过这种依次的相互作用连接,从而形成一种较大的、具多级放大作用的晶格样网状结构,其中含有大量酶分子。因此,该法极大地提高了酶在抗原抗体反应场所的浓度,使检测的灵敏度明显提高。

3.BA法

BA(或LAB)法是以标记亲和素(或链霉亲和素)直接与免疫复合物的生物素化抗体连接进行检测。间接BA(或LAB)法采用生物素化第二抗体,可进一步提高检测的灵敏度。该法由于省略了加标记生物素的步骤,操作较BAB法简便。

(三) BAS 在免疫学检验技术中的应用

BAS在免疫学检验技术中既可用于检测系统信号的放大,又可用于固相载体的包被。

1.固相载体的包被

包被是非均相免疫分析的重要环节,直接包被会影响抗体或抗体分子的效能及包被效果。采用BAS连接于固相载体表面,再与预包被的抗原或抗体结合,实现间接包被,可极大地提高非均相免疫分析的灵敏度。

常用的包被方法有生物素–链霉亲和素–生物素化抗体(抗原)和链霉亲和素–生物素化抗体(抗原)包被法。前者需要生物素化牛血清白蛋白包被固相载体;后者直接用链霉亲和素(或亲和素)包被固相载体,包被更为简便、省时、高效,实际应用中多采用此法进行固相载体的包被。

链霉亲和素包被的磁性纳米微球还可作为通用试剂,常用于发光免疫分析中反应形成复合物的分离。

2.BAS 在 ELISA 中的应用

BAS在ELISA中的应用形式有多种,即固相载体的包被和ELISA终反应的放大。用生物素化的抗体代替常规ELISA中的酶标抗体,然后连接亲和素–酶结合物或亲和素连接酶标生物素或ABC试剂,从而使反应信号放大,以提高检测的灵敏度。

3.BAS 在均相酶免疫测定中的应用

BAS除了作为免疫测定的放大系统外,还可作为均相酶免疫测定中高效的酶活性调变系统。

4.BAS 在免疫组织化学技术中的应用

在酶免疫组织化学和荧光免疫组织化学技术中,对各组织中抗原分布进行分析时,常用到BAS的BAB法或ABC法,以提高诊断的特异性和灵敏度。

5.BAS 与亲和层析

BAS可以与亲和层析方法结合,大大提高纯化蛋白质的纯度,或者为已知配体寻找受体。BAS也可用相似的方法分离纯化DNA。

第七章 临床生物化学检验技术及应用

第一节 临床生物化学检验基本知识

临床生物化学检验主要分为单项检验和组合检验,单项检验主要用来诊断、治疗、评价器官功能以及了解体内物质排出量;组合检验又分为随机检验和固定检验,随机检验是主治医生根据患者的实际情况进行随机组合。固定检验是根据相应专家的意见选择性地将某些检验项目放在一起,检验时只需要将序号输入列表,仪器会自动完成检测。组合检验可以提高诊断的效率,了解某项器官的功能及健康监督与状况评价,使得医生可以快速掌握病情,对症下药。

不同的检验报告发放的形式不同,常规的检验报告一般在 3~4 h 发放,最长不超过 2 d。急诊检验发放较快,一般从接到标本到发放报告不超过 2 h。特殊检验受不同因素的影响,比如标本因素、技术因素、疾病因素等,时间无法确定。医生可以根据患者的情况、检验发放的时间选择合适的检验方式,提高检验结果的效率性和准确性。一旦发现某项或某类检验结果异常升高或降低,危及患者生命安全时,需要立即打电话通知医生,为患者赢得宝贵的救治时间。

临床生物化学检验工作必须符合整个实验室质量管理体系的要求。同时,它又有自己的特殊性,要求从事生物化学检验的工作者必须遵循本专业的客观要求,包括临床生物化学实验室内部的管理要求及标本进入实验室之前(即检验前)的管理要求。

临床生物化学检验属于医院检验科的基础检验,主要通过采集标本血清检测其中生物化学成分的含量,从而为临床医生对患者疾病诊断和转归判断提供有力的参考依据。因此,提高生物化学检验的诊断准确率也是临床关注和不断完善的重点目标。而由于生物化学检验中主要通过人为进行各项操作,因此在此过程中极易受到多种因素的综合影响,最终导致生物化学检验结果出现较大的误差,延误患者最佳的治疗时机。

对于医学专业来说,生物化学检验是一个充满严谨性和科学性的实验操作,而其获得的结果对于临床医生判断疾病和预估预后情况具有重要意义,现阶段进行生物化学检验的方式多种多样,但仍然存在着误诊和漏诊的情况。对生物化学检验结果存在影响的情况主要是标本溶血,而溶血标本会对检验结果产生影响的原因在于:①当溶血出现后,会对细胞内外浓度差产生一定的干扰,细胞含有的离子、有机物、血红蛋白等物质的含量相对较高,因此当采集的血液标本出现溶血时,细胞中的物质会受到细胞内外浓度差的影响出现外溢的情况,进而导致检验结果中部分指标出现明显的异常增高情况;对于细胞中含有的钠离子等含量相对较低的物质而言,当血液标本出现溶血时,细胞内液会对患者血清起到稀释的作用,最终导致检验结果中部分指标出现明显的异常下降。②溶血可对细胞内液和外液反应产生一定的干扰,当采集的血液标本出现溶血时,细胞内液中所含有的成分及外液成分均会出现明显的改变,最终导致其原有的反应发生异常。③溶血可对光谱的吸收产生一定程度的干扰,当采集的血液标本出现溶血时,有色物质势必会对光谱的吸光和散光造成一定程度的干扰,导致散光度和吸光度出现较大的偏差。④溶血可对两点比色法造成一定程度的干扰,当采集的血液标本出现溶血时,会导致标本细胞血红素中含有的铁离子出现氧化而逐渐形成高铁血红素,使得铁离子和胆红素相关指标的检验结果出现异常情况。⑤溶血可对磷测定产生一定程度的干扰,当采集的血液出现溶血时,红细胞中含有的磷酸酯也会逐渐发生水解现象,最终导致血液中的磷浓度出现异常增高。对此,我们需要制订针对性的应对策略,首先在患者接受生物化学检验前应当告知其检查前12 h应禁食,保持空腹状态进行血液采集,在条件允许的情况下以卧位进行采集,尽量避免采集患者输液同侧肢体的血液,对于血管暴露较为显著的情况可不使用止血带。对于采集的标本应当立刻送往检验科进行检验,检验过程中严格做到无菌规范操作。实验室在进行生物化学检验前,应当对检验仪器进行相应的调整,定期进行维护和保养,从而保证仪器的性能处于最佳状态,其试剂盒应当选择最为适宜和优质的,结合出现的不足和问题不断加强、完善实验室质量管理制度,从而保证生物化学检验结果的准确性。

一、临床生物化学检验结果的影响因素及措施

临床生物化学检验结果的准确性及可靠性是检验临床医学活动开展的质量的重要指标之一。生物化学检验结果的精准性将对临床疾病的诊断、治疗方案的制订以及预后的判断等多个环节产生重要影响,本文就这些影响因素进行分析,并提出解决措施。

(一) 受检者自身因素

每个受检者都有个体差异性,因此其对检验结果产生的影响也是不同的,受检者自身因素主要包括:①受检者年龄、性别等客观因素的影响,人体各器官功能存在较大的差异,且随着年龄变化,器官功能也在不断变化。②受检者用药情况,部分受检者生物化学检验前服用的一些药物可能也会对生物化学检验结果产生一定影响,例如抗生素类药物,可能会使血液中尿酸浓度增高,阿司匹林等镇痛消炎药物可能会导致尿中胆红素值增高,治疗糖尿病的药物可能导致门冬氨酸氨基转移酶和丙氨酸氨基转移酶增高。受这些药物的药理学或毒理学的影响,药物进入人体后可能引起人体生物化学和生理的复杂变化,这些变化不是原发病导致的,因此有可能出现误诊的情况。③受检者的饮食情况,晨起空腹血是生物化学检验最重要的标本来源之一,但每个人代谢机制不同,在检验前1 d甚至前数天的饮食均可能对检验结果产生影响。

针对以上问题可有如下解决措施:①在检验前主动向医生说明自身情况,如一些检验不适合在生理期进行,应当听取医生的建议,避开生理期,另行择期检验。②主动向医生说明用药情况和饮食情况,讲明自身病史,帮助医生排除混杂因素,从而确保检验的准确性。

(二) 标本采集过程中的影响因素

标本采集是临床生物化学检验最重要的步骤之一，生物化学检验的质量需要有良好的标本来保障。不同病种的标本采集方法和时间也有讲究，例如，当体温上升到稳定阶段后进行采血检验，能够更好地掌握发热患者的病情。此外，止血带的松紧、采血体位等因素也可能对血液标本产生影响。标本采集完毕后，保存和送检过程中也可能对血液标本产生影响，通常，标本采集完毕后，需要在1 h内送检，未能及时检查的，需要将血清分离出来后在一定温度条件下进行保存待检，否则标本中的某些物质易发生降解。在送检过程中若出现标本污染、标本溶血等现象均会对检验结果产生重大影响。

解决措施：在采血过程中严格遵守相关操作流程，目前真空采血法应用较为广泛，且成功率较高，对于埋藏血管采血的应用效率较高，也能在一定程度上减少皮肤表面物质或皮屑对血液成分的影响。此外，虽然末梢采血具有采样方便和创口小等优势，但末梢血的成分不够稳定，检验质量也不足以满足诊断需求，因此尽量选择静脉血和动脉血来检验，以提升检验质量，且采血过程必须遵守无菌原则。标本送检过程中应避免强力的机械性震荡，保存时避免突然低温冷冻（$-25 \sim -20℃$）或突然解冻，以免导致红细胞破裂引起溶血。

(三) 检验过程中的影响因素

生物化学实验室的环境因素可能影响实验结果，如温度、湿度及空气质量等。此外，检测仪器的使用方法、操作顺序、检验试剂的添加等因素也可能影响实验结果。

解决措施：维护好实验室的环境，定期消毒，减少微生物污染，将温、湿度控制在合理的范围内。在使用检验仪器时，需要严格遵守操作流程，检验人员在实验开始前养成检测仪器的习惯，及时处理工作台，保证此阶段的实验不受上一阶段影响。另外，在进行检测试剂添加时，必须严格按照比例和顺序添加，以免引起交叉反应，影响实验结果。

二、临床生物化学检验的项目与工作流程

随着医疗卫生事业的快速发展和医学检验技术的不断更新,临床生物化学检验项目在不断增多。根据性质的不同,可将其分为常规检验项目、急诊检验项目和特殊检验项目三类,其中常规检验项目几乎占到全部检验项目的50%,如果按标本数量计算,常规检验项目则占到全部项目的80%左右。而急诊检验项目和特殊检验项目,已基本可以满足危急、重症患者和特殊患者的诊疗需求。为做好这种面大量广的日常工作,必须建立一套良好的工作流程。

(一)临床生物化学检验的项目

原国家卫生与计划生育委员会《医疗机构临床检验项目目录(2013年版)》共列出了临床生物化学检验的项目近360项。在实际工作中,按照检验个数把这些检验项目分为单项检验和组合检验;按照报告时间的快慢缓急分为常规检验和急诊检验;还有由于标本、技术或管理原因需要分别对待的特殊检验。

1.单项检验

单项检验就是根据需要单独进行某个项目的检验。单项检验具有针对性强或目的明确、经济、快速等特点,深受临床和患者欢迎。可用于以下几个方面。

(1)诊断和治疗

许多单项检验对临床诊断和治疗有非常重要的价值,如单独检测血糖可用于糖尿病的诊断、治疗和调整胰岛素注射的剂量;单独检测尿hCG对诊断早期妊娠和妊娠滋养细胞疾病(如葡萄胎)有重要的参考价值。

(2)评价某器官的生理功能或疾病治疗监测

如在某个时段单独检测血中孕酮含量可用于确定是否排卵,可对早期妊娠状况做出评价或用于孕激素治疗监测。

(3)了解体内物质的排出量

如通过24 h尿蛋白定量检测可以比较准确地了解患者一天内从尿液中丢失的蛋白质总量。

2.组合检验

将相关联的项目、反映代谢或脏器功能不同方面的项目组合起来一同检验,称之为组合检验。科学合理地组合检验项目可以向临床医生提供比较全面的检验信息,提高临床的诊疗效率。因此,组合检验在临床应用中比较普遍。实验室应在充分征求临床意见的基础上,合理设计"固定组合",不同级别的医院或不同性质的专科医院,这种"固定组合"可有差别,但其目的都是为了提高临床实验室诊断的价值。

(1)提高疾病诊断的敏感度

如将 γ-谷氨酰转移酶、α-L-岩藻糖苷酶及甲胎蛋白组合在一起检测,可提高原发性肝癌的诊断敏感度。

(2)了解某器官不同的功能状态

如将蛋白质、胆红素、丙氨酸氨基转移酶和门冬氨酸氨基转移酶等项目组合成肝功能试验检验项目,可同时了解肝脏三个方面的状态:蛋白质代谢、胆红素代谢及肝细胞破坏程度。

(3)快速了解患者多方面信息

急危重症患者需要快速诊断与治疗,有的生化分析仪将总蛋白、清蛋白、葡萄糖、尿素、肌酐、钾、钠、氯、钙、镁、磷等组合成急诊分析模块,以了解患者蛋白质及代谢、糖代谢、肾脏功能、电解质、水、酸碱平衡等多方面情况。

另外,用于健康体检的"项目组合"在不同机构或用于不同目的时可能相差较大,比如入职体检可能只做一个肝功能检验,而一个全面的健康体检可能做一个大组合检验,包括肝功能、肾功能、血脂和血糖等。

3.急诊检验

急诊检验是实验室为了配合临床危急诊、重症患者的诊断和抢救而实施的一种特需临床生物化学检验。检验者在接收到急诊检验标本后必须快速、准确地发出报告,一般要求从接收标本开始至检验结果发出不能超过2 h。

危急值是指医学检验中出现的那些可能危及患者生命的特定数值或特定结果,当这种检验结果出现时,患者可能正处于有生命危险的边缘状态,此时如能给予及时、有效的治疗,患者生命可以得到挽救;否则,可能会出现不良后果。

目前,还没有明确规定哪些临床生物化学检验项目可设立危急值,也没规定一个项目的危急值范围。实验室检验者应与临床医生协商,确定重要指标并设立危急值,确定相应危急值范围,当针对不同的临床科室时,也可以根据实际情况设置不同的危急值范围。一般情况下,临床生物化学检验危急值报告项目应包括血气分析、血钾、血钠、血氯、血钙、血镁、血糖、尿素氮、肌酐、淀粉酶、心肌肌钙蛋白、肌酸激酶同工酶、二氧化碳等。无论是常规检验还是急诊检验,都可能出现危急值,一旦出现危急值,检验者应马上进行核查,如确认标本是否准确,标本的质量如何,操作过程有无错误,仪器设备有无异常,并可联系临床医护人员询问病情及标本采集情况,必要时可重新采集标本复查,确保检验程序和结果正确无误后,立即用电话报告医生,也可以通过医院信息系统发送至医生工作站,以便医生及时对症处理,并做好规范的登记工作。

4.特殊检验

特殊检验项目是相对于常规检验而言,目前虽没有一个统一的定义,但一般多存在一些特殊的原因。

(1)标本原因

①较难获得的标本或对标本有特殊要求的检验,如脑脊液、浆膜腔积液、羊水等标本的有关检验。②标本数量过少,见于发病率较低的疾病。由于标本数量少,实验室在选用校准物、质控物、试剂等方面,以及在人员安排、报告时间及质量保证等方面都将面临困难,如溶酶体病的丝氨酸蛋白酶测定。

(2)技术原因

①尽管实验室对检测系统的各种性能进行了评价,但由于检测系统本身的缺陷,可导致检测结果的不稳定。②由于检测系统手工操作环节较多,对检验者的理论和技能要求高,须由通过规范培训的特定人员来操作,如液相色谱。

(3)管理原因

检验结果可能对患者或社会产生重大影响的检验项目,需加强或特别管理,如肿瘤标志物、冠状病毒、人类免疫缺陷病毒等有关检验的和与司法鉴定有关的检验。

实验室对特殊检验应建立一套切实可行的管理办法,应有严格的技术标准和监督、验证制度,编写详细的作业指导书,选择合适的质量控制方法,对相关人员进行理论和技术培训并由科主任授权,以确保特殊检验持续符合质量要求。

(二) 临床生物化学检验的工作流程

临床生物化学检验工作流程从"医生填写检验申请单"开始至"检验报告单发出",一般要经过从医生申请、患者准备到质量改进等程序。

整个工作流程分为三个阶段:检验前、检验中和检验后。其中后面两个阶段主要在实验室内,而检验前的各个步骤不在实验室内,不受实验室控制,而主要与医生、护士、患者和标本运送等相关,其中的任何一个环节发生问题,都可能对检验结果造成影响。因此,实验室的质量保证体系,就是要实行全面质量控制,即包括检验前、检验中和检验后的质量控制,全体相关医务人员都须参与和配合。

三、临床生物化学检验质量要素

为服务对象提供快速、准确的检验结果是临床生物化学检验实验室追求的最高目标。要达到这个目标,实验室必须建立一套科学有效的实验室质量管理体系。根据《医学实验室质量和能力认可准则》,在质量方面指挥和控制组织的管理体系,涉及通用管理活动,资源供给与管理,检验前、检验中和检验后过程,评估和持续改进,实施立体化、全过程的流程管理。

(一) 影响检验质量的常见因素

临床生物化学检验分为检验前、检验中和检验后三个阶段。检验前包括医生申请、患者准备、标本采集与处理、标本运送与验收(实验室外和实验室内部运送),这个阶段涉及的人员、部门、环节较多,实验室难以控制,容易发生差错,且易被忽视。

1. 医生申请

检验项目的选择主要由临床医生决定,临床医生在选择检验项目时一般应考虑以下原则。

(1)针对性

根据不同的诊疗目的和各检验项目的诊断价值,针对性地提出检验申请。如怀疑患者患糖尿病,可申请血糖或葡萄糖耐量试验;如要了解一个糖尿病患者是否有早期肾损伤,则申请尿微量清蛋白或 α_1 微球蛋白检测即可。

(2)阶段性

根据疾病发生、发展的不同阶段,动态选择检验项目。如心肌梗死患者,在心肌梗死发生后 2 h 血清肌红蛋白首先升高,6～9 h 达到高峰;3～4 h 血清肌酸激酶同工酶升高,9～30 h 达到峰值;心肌肌钙蛋白 I 在 3～6 h 出现,14～20 h 达到峰值。

(3)时效性

医生应根据患者的病情缓急选择检验项目,危急时可选择急诊检验。特殊情况下还要对相同检验项目的不同方法进行选择,如疑似急性心肌梗死的患者,为了尽快明确诊断,可选择 POCT 检测心肌肌钙蛋白 T 或心肌肌钙蛋白 I,较普通化学发光免疫测定能更节约时间。

(4)经济性

在保证疾病的诊疗要求前提下,医生应根据患者具体病情合理经济地选择检验项目。要防止过度检查,禁止不必要的检查,以免增加患者的经济负担,浪费医疗资源。

2. 患者准备

患者自身准备包括生物学变异在内的诸多因素,如饮食、体位、生物节律、运动、精神状态和药物等,这些均会对检验结果造成影响,如饮酒可使血糖降低而使总胆固醇、谷氨酰转肽酶升高等,了解和控制这些因素对保证结果的准确性及合理的结果判断同样重要。

3. 标本采集与处理

临床生物化学检验的标本有血液、尿液、脑脊液及胸腹水等,其中最常用的是血液标本。目前推荐使用真空采血法，即利用真空采血器(包括采血管、采血针、持针器三部分)采集和保存血液，便于安全转运。尿液标本可采取随机尿或定时采集的尿液,24 h收集的尿液应添加相应的防腐剂。脑脊液、胸腹水标本一般由医生在无菌操作条件下采集。

(1)血液标本的采集与处理

详见本书第二章第一节。

(2)尿液标本的采集与处理

尿液标本一般采用晨尿，也可采用随机中段尿，如需要了解机体一天内某种成分的排泄量,则需留取24 h尿,为防止尿液离体后分解变质,特别是环境温度高时分解变质速度更快,可在收集尿液时加入防腐剂,如检测尿中电解质、蛋白质等,可用甲苯防腐,如检测尿液中17-羟类固醇和钙等项目,可加盐酸防腐并于标本采集完后尽快送检。

(3)脑脊液标本的采集与处理

脑脊液总量为120～180 mL,脑脊液标本应由临床医生进行腰椎穿刺采集,采集量一般为2～5 mL,采集后一般将其分别置于3支无菌试管内,用作临床生物化学检验的通常用第二管,而第一管用作细菌学检验,第三管用作常规检查。脑脊液必须立即送检,以免影响检验结果。

4.标本运送与验收

标本运送应采用符合生物安全的专门容器,并由经过专门培训的人员完成。送达实验室的标本也应由专人验收并记录,验收时应注意:申请项目与送检的标本和实验室信息系统显示的信息是否相符合;唯一性标识是否正确、无误;标本容器是否正确;标本有无外溢、破损和污染;抗凝血标本是否有凝块;标本量是否符合要求;标本送达时间是否符合要求等。实验室应制订不合格标本拒收的相关程序。

5.设施与环境

实验室的场地、空间、设施及条件必须满足所承担任务和工作流程的需要,且布局合理。实验室应实行封闭式管理,控制非本室人员进入。

实施安全风险评估,针对不同的控制区域,应制订针对性的防护措施及相应的警示。用以保存临床样品和试剂的设施应设置目标温度和允许范围,实验室应有温度失控时的处理措施,患者标本采集设施应将接待(等候)和采集区分隔开,同时,实验室的标本采集设施也应满足国家法律法规或者医院伦理委员会对患者隐私保护的要求。

应依据所用分析设备和实验过程对环境温、湿度的要求,制订温、湿度控制要求并记录。应依据用途制订适宜的水质标准,并定期检测。必要时,可配置不间断电源和(或)双路电源,以保证关键设备(如需要控制温度和连续监测的分析仪、培养箱、冰箱等)的正常工作。

6. 外部服务与供应

包括实验室外部提供给实验室的服务行为和供应品。实验室必须使用能够保证检验结果准确可靠的试剂、质控物、校准物,以及一切与检验质量有关的服务。

(1)凡可能影响实验室服务质量的外部服务和供应,实验室均应就其选择和使用制订程序,并形成文件。实验室应建立一套供货清单控制系统,并对外部服务和供应的全过程应采取的措施,包括选择、评价、验证、监控、再评价等,形成记录并保存。

(2)对可能影响实验室服务质量的设备及消耗品,在使用前要验证其质量是否达到相应的规程中所制订的标准。

实验室只能使用有生产许可证、注册登记证,即有"双证"的试剂品种,在对临床标本检测前,实验室必须对试剂进行验证与确认。

临床实验室参考物质包括校准物和质控物。特别需注意的是,单一纯品校准物、经过加工处理的质控物和临床标本的基质是不同的,检测时,它们与标本虽然是在完全相同的试剂中反应,但由于基质效应不同,所以检测结果可能有所差别。因此,实验室在使用参考物质时应了解这些差别,并注意其专用属性,质控物不能当作校准物使用,校准物也不能当作质控物使用。

7. 仪器和设备

(1)检定

检定指的是由法定计量部门或法定授权组织按照规程,通过实验提供证明来确定仪器或设备的示值误差是否满足规定要求的活动。检定的目的是对仪器或设备进行强制性全面评定,这种全面评定属于量值统一的范畴。通过检定,评定仪器或设备的误差范围是否在规定的误差范围之内。实验室应按国家法规要求对强检设备进行检定并保存检定报告。

(2)校准

校准指的是在规定条件下,为确定被校计量仪器的示值误差,用标准器具与相对应的被校计量仪器进行比较的一组操作。应进行外部校准的设备,如果符合检测目的和要求,可按制造商校准程序进行。应至少对分析设备的加样系统、检测系统和温控系统进行校准。规定仪器的校准周期,或半年一次,或一年一次,但仪器在下列情况之一时应校准:①新购置的仪器在投入使用前。②仪器较长时间停用经过修复再次使用前。③仪器的关键参数或量值发生改变后,包括仪器维修、更换零部件、更换试剂、质控图出现异常趋势或偏移等。④每年一次全面维护保养。

(3)验证

使用配套分析系统时,可使用制造商的溯源性文件,并制订适宜的正确度验证计划;使用非配套分析系统时,实验室应采用有证参考物质、正确度控制品等进行正确度验证或与经确认的参考方法进行结果比对,以证明实验室检验结果的正确度。如以上方式无法实现,可通过以下方式提供实验室检验结果可信度的证明:参加适宜的能力验证(室间质评),且在最近一个完整的周期内成绩合格;与使用相同检测方法的已获认可的实验室或与使用配套分析系统的实验室进行比对,结果满意。

8.检测系统

检测系统一般指完成一个检验项目的测定所涉及的仪器、试剂、校准物、质控物、消耗品、操作程序、质量控制程序等的组合。

(1)保证检测系统的完整性和有效性

实验室应根据以下要求对自己的检测系统进行评价。①核实检测系统性能,如果实验室的检测系统具有溯源功能,并已被许多实验室广泛应用,实验室需检查该系统已被认可的性能,做精密度和准确度两项实验,这种评估称为核实。核实其是否与制造商或其他用户的性能相一致。②确认检测系统性能,刚推出市场的检测系统的分析性能必须由制造商详细评价,并由其所在国家的监督机构认可并颁证。实验室在购置有生产许可证的检测系统后,在使用前应对其精密度、准确度和结果可报告范围进行评估,称为确认。③评价检测系统性能,应用一个新的检测系统或对原检测系统有任何改变都须对该系统的性能(包括精密度、准确度、结果可报告范围、分析灵敏度、分析特异性和参考区间等)重新进行全面评估,称为评价。

(2)检验方法的选择与评审

检验项目应用于临床前必须进行评审,评审包含校准与校准验证。校准是在规定的条件下,用一个可参考的标准,对包括参考物质在内的测量器具的特性赋值,并确定其示值误差,然后将测量器具所指示或代表的量值,按照校准链将其溯源到标准所复现的量值;校准验证是按标本检验方式来测定校准物,从而检查检测系统的检验结果是否在规定的报告范围内保持稳定。校准验证的具体做法是:选择具有溯源性的参考方法、参考物,确定校准物的数目、类型和浓度,校准验证的接受限及校准验证的周期。确定检验结果的报告范围,必须包括一个最小值(或零)和最大值。

(3)实验室自建系统

临床实验室自建项目(LDT)由各实验室自行建立,并自发在实验室和临床进行验证,仅在实验室内部使用,不得作为商品出售。

LDT分类包括:已注册或批准的试剂或检测系统,但实验室进行了修改的试剂或检测系统;未经注册或批准的试剂或检测系统;未提供性能指标的试剂或检测系统。目前,质谱技术、流式细胞技术等LDT在临床应用较多。开展LDT需认真做好检测性能确认及临床应用评估,建立完善的室内质量控制和室间质量评价体系,建立从标本采集到结果解释全过程的质量体系文件。使用自建检测系统,应有程序评估并确认准确度、精密度、可报告范围、生物参考区间等分析性能符合预期用途。

9.结果报告

临床生物化学检验报告单至少应包括实验室名称、患者基本信息、报告单唯一性标识、标本类型、检验项目及结果、参考区间、申请医生、检验人员与审核人员签名(盖章或电子签名)、标本采集时间、验收时间及报告时间,适当时还应包括检验方法、可能影响检验质量的备注信息、适当的解释及实验室联系电话等。报告单应该格式规范,字迹清晰、整齐,内容全面、正确,检验项目与临床医生的申请单完全相符、无漏检。

(二) 检测系统的比对

对没有开展能力验证(室间质评)的检验项目,应通过与其他实验室(如已获认可的实验室、使用相同检测方法的实验室、使用配套系统的实验室)比对的方式,判断检验结果的可接受性,并应满足以下要求:①规定比对实验室的选择原则。②样品数量,至少5份,包括正常和异常水平。③频率,至少每年2次。④判定标准,应有≥80%的结果符合要求。

实验室用两套及以上检测系统检测同一项目时,应有比对数据表明其检测结果的 致性,实验方案可参考《医疗机构内定量检验结果的可比性验证指南》,或比对频次每年至少1次,样本数量不少于20份,浓度水平应覆盖测量范围;比对结果的偏倚应符合要求。比对结果不一致时,应分析原因,并采取必要的纠正措施,以及评估纠正措施的有效性。使用不同参考区间的检测系统不宜进行结果比对。比对记录应由实验室负责人审核并签字,并应至少保留2年。

第二节 临床生物化学常用分析技术

临床生物化学检验常用分析技术包括光谱分析技术、离心技术、电泳技术、层析分析技术和质谱分析技术等。其中应用最广泛的是光谱分析技术。随着胶乳增强免疫比浊技术的日益成熟,越来越多的免疫检验项目可以在自动生化分析仪上完成测定。层析分析技术和质谱分析技术因其准确度高,多作为生物化学物质检测的参考方法或决定性方法,但由于设备成本高,自动化程度低,在临床应用尚不普遍。

一、光谱分析技术

光谱分析技术的原理是在电磁辐射与物质作用时,通过测量物质内部发生量子化的能级之间跃迁而产生的发射、吸收和散射辐射的波长和强度的变化而建立起来的分析方法。即利用各种化学物质所具有的发射、吸收或散射光谱谱系的特征,来确定其性质、结构或含量的技术。根据物质与辐射相互作用的形式,把光谱分析技术分为发射光谱分析、吸收光谱分析和散射光谱分析三大类。

(一) 发射光谱分析法

物质吸收能量后可从基态跃迁至激发态。处于激发态的分子或原子不稳定,当从激发态返回基态时,吸收的能量会以发光的形式释放出来,所发射的光被光谱仪器分解成光谱,称为发射光谱。根据被激发的物质不同可将发射光谱分为线状光谱(原子或离子)、带状光谱(分子)及连续光谱(炙热的固体或液体)。线状光谱是元素的固有特征,每种元素有特有的、不变的线状光谱,这是发射光谱分析的理论基础。发射光谱分析法是根据每种元素特有的线状光谱来识别或检测各种元素的方法。

临床生物化学检验常用的发射光谱分析法有荧光分析法和火焰光度法。火焰光度法由于操作复杂、干扰因素多、存在安全隐患,已逐渐被淘汰。荧光分析法由于灵敏度高、检测范围广、操作较简便迅速,目前广泛应用于临床。

1.荧光分析法概述

荧光分子都具有两个特征性光谱:激发光谱和发射光谱(荧光光谱)。荧光分析法就是利用物质被激发光激发后所发射的荧光的波长和强度对物质进行定性和定量分析的方法。

凡能产生荧光的化合物,均可采用荧光分析法进行定性或定量分析。其优点是灵敏度较紫外-可见分光光度法更高,为$10^{-8}\sim10^{-4}$g/mL,选择性强、使用方便,但应用不及紫外-可见分光光度法广泛。

（1）荧光定量分析法

荧光定量分析法通常有校准对比法和校准曲线法。如各组分荧光峰相距颇远,可分别在不同波长测定各个组分的荧光强度,即可求出各组分浓度。如果各组分荧光光谱相互重叠,可利用荧光强度的加和性质,测得混合物的荧光强度,再根据被测物质各自在适宜波长处的最大荧光强度,列出联立方程式求算各自的含量。对较高浓度的荧光物质可用差示荧光法测定。

（2）差示荧光法

差示荧光法是差示分光光度法的一种。当待测样品中被测组分浓度过大或过小（吸光度过高或过低）时,测量误差均较大。为克服这种缺点,改用浓度比样品稍低或稍高的校准溶液代替空白试剂来调节仪器的100%透光率（对浓溶液）或0%透光率（对稀溶液）,以提高分光光度法的精密度、准确度和灵敏度的方法,称为差示分光光度法。

2.荧光分析法的应用

荧光分析法广泛应用于各领域,在临床生物化学检验方面可用于糖类、胺类、甾族化合物、DNA与RNA、酶与辅酶、维生素及Ca^{2+}、Cl^-、Fe^{3+}、Zn^{2+}等离子的测定。

3.荧光分析法的应用评价

荧光分析法具有灵敏度高、选择性好、取样量少等优点,但是众多影响荧光强度的因素都会影响荧光分析法的准确性。

（二）吸收光谱分析法

在连续光谱中某些波长的光被物质选择性吸收后产生的光谱称为吸收光谱。物质的吸收光谱取决于物质的结构,包括分子吸收光谱和原子吸收光谱。在临床生物化学检验中,应用吸收光谱原理进行分析的方法主要有紫外-可见分光光度法、原子吸收分光光度法。

1.紫外-可见分光光度法

紫外-可见分光光度法是根据物质分子对波长为200～760 nm范围

电磁波的吸收特性而对物质进行定性、定量和结构分析的方法。

2.原子吸收分光光度法

原子吸收分光光度法是基于处于原子蒸气中的待测元素的基态原子对与其相同的物质所发射的特征谱线的吸收作用而建立的一种定量分析技术。原子吸收分光光度法使用空心阴极灯光源激发产生待测元素的特征谱线,在复杂试样分析中,不经化学分离就能直接测定多种元素,具有灵敏度高、选择性好、操作简便、分析速度快等优点。不足之处为:必须注意背景及其他原因对测定的干扰,如有些反应的显色剂本身的颜色会影响测定的专一性;仪器在某些工作条件(如波长、狭缝、原子化条件等)变化时可影响灵敏度、稳定程度;另外,比色法需有校准物;原子吸收分光光度法测定每一种元素都需一种特定元素的空心阴极灯;对难溶元素测定的灵敏度还不够理想。由于原子吸收分光光度法的分析条件要求较高,操作也比较复杂,在临床实验室一般应用较少。只有被当作参考方法为钙、镁定值时或建立新常规方法作比较试验时才应用。

(三) 散射光谱分析法

当光照射到物质上时,除了可能发生部分光被吸收外,还可能发生反射和散射。当入射光波长大于粒子直径,光束通过不均匀媒介时,部分光束将偏离原来的方向而分散传播的现象称为散射。

1.散射光谱分析法概述

当光与粒子相互碰撞后,发生能量交换,产生新波长的光,这种散射称为拉曼散射,拉曼散射光波长与入射光波长不一致,称为拉曼效应,所产生的光谱被称为拉曼光谱或拉曼散射光谱。

2.散射光谱分析法的应用

通过拉曼光谱分析可得到分子振动、转动方面的信息,并可应用于分子结构的研究,因此拉曼光谱技术已广泛应用于医药、文物、宝石鉴定等领域。拉曼光谱分析作为一种无损、非接触的快速检测技术,在基础医学研究领域可用于组织结构及成分的鉴别(脂类、蛋白质、糖类、水、DNA、RNA等)及细胞的定位、鉴别及分类等。在临床诊断方面,拉曼光谱分析可在不损伤细胞的条件下实时动态地监测细胞分子的结构变化，可以对细胞、病毒等进行原位检测分析；拉曼光谱分析可以在分子水平上揭示癌细胞组织结构与正常细胞组织结构之间的差异，为癌症诊断和机制分析提供重要的信息和数据，已经被用于多种组织癌如皮肤癌、乳腺癌等的检测与诊断研究中。在很多空腔组织如肺、胃、结肠等中，可以将光纤包埋在内镜中，实现拉曼光谱的活体实时检测。此外，拉曼光谱分析还可用于无损血液检测、结石成分快速分析等。

3.散射光谱分析法的应用评价

（1）拉曼光谱用于分析的优点

不需要对样品进行前处理，也没有样品的制备过程，避免了一些误差的产生，具有操作简便、测定时间短、灵敏度高等优点。

（2）拉曼光谱用于分析的缺点

因拉曼信号是个弱信号，有些样品直接测试时信号太弱，不容易判别。此外，拉曼散射面积、不同振动峰重叠和拉曼散射强度容易受光学系统参数等因素的影响，荧光现象对傅里叶变换、拉曼光谱分析的干扰等，都会对分析的结果产生一定的影响。

二、层析技术

1903年，俄国植物学家M.Tsweet首次提出了层析的概念。20世纪50至60年代先后诞生了气相层析和高效液相层析方法。目前，层析技术尤其是自动化、微型化的层析方法作为一种重要的分离分析方法已广泛应用于临床、科研领域。

（一）层析技术概述

层析是"色层分析"的简称，又称色谱，是利用待分离的混合物中各成分对固定相亲和力不同所引起的移动速度差，从而达到将各组分分离，并进行定性与定量分析的技术。

所有层析系统都由两相组成：一是固定相，另一是流动相。当待分离的混合物随溶剂（流动相）通过固定相时，由于各组分理化性质的差异，与两相发生吸附、溶解、结合作用的能力不同，在两相中的分配量也不同,而且随着溶剂向前移动,各组分不断地在两相中进行再分配。与固定相亲和力弱的组分,随溶剂移动时受到的阻力小,向前移动的速度快,反之,与固定相亲和力强的组分,向前移动速度就慢。分步收集流出液,可得到样品中所含的各单一组分,以进行分离和分析。

1.*层析法分类*

(1)根据流动相和固定相的不同分类

以流动相所处状态不同可分为气相层析、液相层析、超临界流体层析、电层析;再根据流动相与固定相各自状态不同可进一步将气相层析划分为气固层析、气液层析;液相层析划分为液-固层析和液-液层析等。

(2)根据层析原理分类

根据层析原理可分为吸附层析、分配层析、离子交换层析、凝胶过滤层析、亲和层析等。

(3)根据操作形式分类

根据操作形式可分为柱层析、纸层析、薄层层析、薄膜层析等。

以上分类无严格界限,有些名称相互交叉,如亲和层析应属于一种特殊的吸附层析,纸层析是一种分配层析,柱层析可做各种层析。

纸层析和薄层层析主要适用于小分子物质的快速检测分析和少量分离制备,通常为一次性使用,而柱层析是常用的层析形式,适用于样本的分离和分析。生物化学检验中常用的凝胶过滤层析、离子交换层析、亲和层析和高效液相层析等通常采用柱层析形式。

(4)根据分离压力分类

根据分离压力可分为高压层析、中压层析和低压层析。

2.*层析法特点*

层析法具有应用范围广、分离效率高、样品用量少、选择性好、可多组分同时分析、易于自动化等优点,但其定性能力较差,且不同层析方法的具体特点也各不相同。

(二) 离子交换层析法与应用

离子交换层析是依据各种离子或离子化合物与固定相离子交换剂的结合力不同而进行分离纯化的方法。

凡是影响离子交换的因素都会影响离子交换层析的效果,包括溶液的酸碱度、对交换离子的选择性、被交换物质在溶液中的浓度、温度、溶剂、树脂交联度、交换基团的解离能力等。

离子交换层析法的应用范围很广,在临床生物化学检验中的应用主要有以下几个方面。

1.纯水处理

在全自动生化分析仪检测过程中,纯水作为生物化学反应的载体或介质、样品或试剂的稀释液和溶剂、仪器的清洗液以及反应的参与试剂等贯穿于检测的全过程,其纯化质量的高低直接关系到检测结果的可信度。目前国内大部分临床实验室都使用反渗透中央纯水系统。

2.分离纯化小分子物质

离子交换层析法广泛地应用于无机离子、有机酸、核苷酸、氨基酸、抗生素等小分子物质的分离纯化。例如对氨基酸的分析,基于离子交换层析的氨基酸分析仪已成为氨基酸直接分析法的主流。此法可同时对一级、二级氨基酸进行检测,无须柱前、柱后衍生,可直接进样;分离效果好,灵敏度高,操作简便。但此类氨基酸分析仪专属性强,价格昂贵,大大限制了其推广及应用。

3.分离纯化生物大分子物质

离子交换层析法是依据物质的带电性质不同来进行分离纯化的,是分离纯化蛋白质等生物大分子物质的一种重要手段。糖化血红蛋白的测定是离子交换层析法在临床生物化学领域应用成功的典范。

(三) 高效液相层析法与应用

高效液相层析法是在经典液相层析法的基础上,通过改进填料的粒度及柱压,于20世纪60年代后期引入气相层析理论,在技术上采用高效固定相(填料颗粒小而均匀,为$2 \sim 50 \ \mu m$)、高压输液泵(小颗粒具有高柱效,但会引起高阻力,需用高压输送流动相)和高灵敏度的检测器,实现了分析速度快、分离效率高和操作自动化的方法,故又称高压液相层析法。又因分析速度快而称为高速液相层析法,也称现代液相层析、高效液相色谱法。

高效液相层析法是目前应用最多的层析分析方法,应用非常广泛,几乎所有领域的定量定性分析都有应用。尤其适于分析高沸点不易挥发的、受热不稳定易分解的、分子量大、不同极性的有机化合物;生物活性物质和多种天然产物;合成的和天然的高分子化合物等。高效液相层析法在临床生物化学检测中的应用主要见于治疗药物浓度(茶碱、丙戊酸钠、万古霉素、他克莫司、抗生素及抗真菌药物等)监测及血浆游离型甲氧基肾上腺素类物质、血/尿儿茶酚胺、血/尿/牛奶中性激素、尿液有机酸及多胺、维生素及降解产物、有机磷中毒的检测和血清蛋白组指纹图谱检测等。

(四) 亲和层析法与应用

1.亲和层析法的原理

亲和层析是利用偶联亲和基团的层析吸附介质为固定相,亲和吸附目标分子,使目标分子得到分离纯化的层析方法。在目前众多的亲和分离技术中,亲和层析分离技术是应用最多、分离效率最好的技术。

在生物分子中有些分子的特定结构、部位能够同其他分子相互识别并结合,如酶与底物的识别结合、受体与配体的识别结合、抗体与抗原的识别结合,这种结合既是特异的,又是可逆的,改变条件即可以使这种结合解除。

被固定在基质上的分子称为配体,配体和基质是共价结合的,构成亲和层析的固定相称为亲和吸附剂。亲和层析时首先选择与待分离的生物大分子有亲和力的物质作为配体,并将配体共价结合在适当的不溶性基质上。将制备的亲和吸附剂装柱平衡,当样品溶液通过亲和层析柱时,待分离的生物分子就与配体发生特异性结合,从而留在固定相上;而其他杂质不能与配体结合,仍在流动相中,并随洗脱液流出,这样层析柱中就只有待分离的生物分子。用适当的洗脱液将其从配体上洗脱下来,就得到了纯化的待分离物质。很多生物大分子可以通过亲和层析法加以分离纯化。

2.亲和层析法的应用

亲和层析法的应用主要是生物大分子的分离、纯化。利用抗原、抗体之间高特异的亲和力而进行分离的方法又称为免疫亲和层析法;利用金黄色葡萄球菌A蛋白(SPA)能够与IgG结合,可用于分离各种IgG;利用生物素和亲和素之间具有很强且特异的亲和力,可以用于亲和层析;利用激素和受体蛋白间的高亲和力,可用于分离受体蛋白,目前已经用亲和层析方法纯化出了大量的受体蛋白,如乙酰胆碱、肾上腺素、生长激素、吗啡、胰岛素等多种激素的受体;用适当的糖蛋白或单糖、多糖作为配体也可以分离各种凝集素等。

在临床生物化学检验领域的应用范例是利用硼酸亲和层析测定糖化血红蛋白;另外,在甲胎蛋白异质体检测中用凝集素处理待测血清,检测凝集素处理前后血清甲胎蛋白的含量差,得到甲胎蛋白异质体的含量,用于肝癌的预警和评估。

3.亲和层析法的方法评价

(1)优点

纯化过程简单、迅速,分离效率高,实验条件温和,设备要求简单。且由于亲和力具有高度的专一性,使得亲和层析的分辨率很高,是分离生物大分子的一种理想的层析方法。

(2)缺点

亲和吸附剂通用性较差,针对某一分离对象需要制备专一的吸附剂和建立相应的实验条件,洗脱条件苛刻;配体的选择及其与基质的共价结合需要烦琐的操作步骤。

(五) 气相层析法与应用

1.气相层析法的原理

气相层析法亦称气体色谱法、气相色谱法,是用气体作为流动相,混合样品的气流通过固定相时,根据各组分对固定相的吸附强弱不同使不同成分得到分离。

按层析分离原理来分,气相层析法亦可分为吸附层析和分配层析两类。气固层析的固定相为吸附剂,属于吸附层析,气液层析属于分配层析。按层析操作形式来分,气相层析属于柱层析,根据所使用的层析柱粗细不同,可分为一般填充柱和毛细管柱两类。在实际工作中,气相层析法以气液层析为主。

2.气相层析法的应用

主要应用有：①药物分析，例如巴比妥类镇静催眠药的分析。②人体激素及代谢产物分析，如雌三醇、儿茶酚胺代谢产物、尿中雌二醇和雌三醇、血浆中睾丸激素、血液中乙醇/麻醉剂等。③氨基酸衍生物分析，如小儿先天性代谢异常症(有机酸尿症和苯丙酮尿症)的检测。④鉴别厌氧菌的种类，因为不同的厌氧菌可产生不同的有机酸，如丙酸、丁酸、戊酸和己酸等。

3.气相层析法的方法评价

气相层析法的优点是分离速度快、灵敏度高、应用范围广、样品用量小、分离效能高，是分离复杂混合物的有效工具。其缺点是不能对未知物进行定性鉴定。如果将气相层析法与其他技术(质谱技术、光谱技术、核磁共振技术等)联用，可弥补其不能对未知物进行定性鉴定的不足。

三、质谱分析技术

质谱分析技术是分离和检测带电粒子质荷比的分析技术。随着离子源及质量分析器技术的变革、质谱仪器设计的快速改进等，质谱分析技术已成为化学分析领域和生命科学领域非常有效的分析工具，尤其在医学检验中的应用越来越为广泛和深入。由于分析质谱技术的高特异性、高灵敏度、单次分析的快速性与检测信息的丰富性，以及对复杂生物基质分析的高耐受性等特点，临床研究和诊断工作也逐渐倚重于此类重要的新型检测技术。

如质谱分析技术所能提供的丰富的检测信息，有助于临床更加完整地了解疾病和病理状态，从而为患者提供更为全面和准确的诊疗服务。在美国等发达国家，质谱分析技术已被广泛应用于医学检验领域，基于该技术开发出的临床检验项目已有数百项，但在我国目前仍处于起步阶段，检验项目只有70余项；应用覆盖面非常广泛，涵盖了罕见和高难度的分析，包括微生物鉴定、生物化学检验(激素检测、药物浓度监测、遗传性疾病检测、营养素检测等)和分子生物学诊断(蛋白组学、核苷酸多态性、代谢组学)；应用范围也在逐步扩展，从生物化学检验、微生物鉴定，到代谢组学、脂质组学、蛋白组学，再到参考测量程序的建立和校准品赋值，乃至术中应用及床旁检测。

(一) 质谱分析技术在医学检验中的发展

质谱分析技术从最初进入医学检验领域，至今发展至多领域、宽范围的应用，大约经历了40年的时间，最早始于20世纪80年代。由于免疫法检测存在假阳性，质谱分析技术开始从研究性实验室走入临床实验室，如气相色谱质谱(GC-MS)技术起初应用于军事药物监测。推动这种转变出现的是发生在1981年的美国尼米兹号航空母舰事故，该事故最终造成多人死伤。随后采用免疫法检测飞行员尿液样本时发现，大部分尿检结果中大麻代谢物呈阳性，表明军队中可能存在药物滥用情况。因免疫法检测结果本身存在较高的假阳性率，所以需要使用更为特异的GC-MS方法进行确认。而GC-MS在应用后的10年里使大麻检测阳性率从18%降低至8%，这也促使质谱分析技术进入毒理实验室并应用于滥用药物检测和治疗药物监测，临床质谱检测开始萌芽。1988年，美国相关部门发布强制性指南，要求治疗药物监测必须使用质谱法进行确认，奠定了质谱分析技术在治疗药物监测中的重要地位。

随着GC-MS在医学检验领域应用的逐步增多，免疫法用于类固醇激素检测的缺点也日益凸显，尤其是在测定妇女和儿童体内低浓度睾酮时。但因GC-MS主要适用于挥发性和热稳定性化合物，样品制备程序复杂，检测通量低，因此限制了其在临床中的应用。

20世纪80年代，快原子轰击、电喷雾和辅助激光解析等"软电离"技术的发展，使蛋白质、酶、核酸等生物大分子的检测成为可能，大大拓展了质谱分析技术在医学检验领域的应用范围。20世纪90年代，串联质谱技术开始应用于新生儿筛查。而电喷雾电离(ESI)技术发展使得两种强有力的分析工具——液相系统和质谱系统的结合成为可能，两者的结合也进一步促进了液相色谱-串联质谱(LC-MS/MS)技术在医学检验、临床研究及疾病诊断的应用发展。液相色谱与质谱技术的联用能够使非挥发性和热不稳定生物分子电离并在极低的浓度下得到检测，简化了样品制备流程，提高了检测通量，极大缩短了报告周期，因而在临床实验室的常规检测工作中得到了迅猛的发展。21世纪初期,质谱分析技术开始尝试应用于感染性疾病的检测,如血源性感染疾病的分子诊断。基质辅助激光解吸电离(MALDI)技术的发展则完美地实现了生物大分子的软离子化,通过引入基质分子,使待测分子不产生碎片,解决了非挥发性和热不稳定性生物大分子解吸离子化的问题,便捷地将生物样本引入质谱系统,并结合飞行时间(TOF)质量分析器技术,实现了微生物的快速鉴定分析,鉴定时间可缩短1.45 d。相对于传统的微生物检测方法,MAL-DI-TOF可节省人力和时间,该应用也促进了质谱分析技术在大分子检测领域的广泛使用,将质谱分析技术的应用推上了一个新的台阶。2013年,美国食品药品监督管理局(FDA)首次认可使用MALDI-TOF对微生物进行鉴定。另外,近几年质谱分析技术还用于实时指导癌症外科手术。

在我国,质谱分析技术在医学检验中的应用最早也始于治疗药物监测。随后,质谱分析技术在遗传代谢病检测、营养素检测和微生物鉴定工作中作出的突出贡献,引起行业内的广泛关注。同时其在蛋白组学等研究领域也具有良好的前景,有望成为医学检验领域继基因测序技术之后的下一个革命性技术。

(二) 质谱分析技术在临床生物化学检验中的应用

质谱分析技术在应用较早的国家已成为继免疫学方法和化学发光法之后的第三大生物化学检测技术。目前采用质谱分析技术检测的项目数量虽然与其他两种方法相比还有很大差距,但越来越多的生物化学检测项目正被转移至质谱分析技术平台进行检测;质谱分析技术也成为生物化学检验领域新兴的发展方向和不可或缺的重要技术。

质谱分析技术在临床生物化学检验中应用较为成熟的项目主要包括:生物化学遗传检测、治疗药物监测、类固醇激素检测、营养素检测以及毒理学检测。它具有高特异性,可有效避免结构类似物对检测结果的影响,可为临床提供更准确的结果,提高患者的依从性。技术高灵敏度的特点可在很大程度上弥补内分泌类固醇激素检测中低浓度化合物检测困难和测不准的不足,为疾病的预测和诊疗分型提供更准确的结果。国外许多内分泌实验室已经将大部分体内激素类物质的检测由放射免疫学方法或免疫学方法转换为LC-MS/MS方法,并将质谱分析技术作为内分泌类固醇激素类物质检测的首选方法。质谱分析技术一次可检测多种化合物的特点,可提高检测通量、减少样品用量和降低检测成本。如在生物化学遗传检测中,质谱分析技术一次可分析60多种氨基酸和酰基肉碱,筛查40余种新生儿遗传代谢病;在营养素检测中一次可分析20种氨基酸、20种脂肪酸、10余种微量元素或5种脂溶性维生素,有效提高了检测通量、减少了样品用量,并提供了丰富的检测信息;在毒理学检测中一次可检测尿液中19种药物,实现了高通量、快速高效的药物筛查。

在临床生物化学检验领域,质谱分析技术相比于传统方法的优势较为突出,但随着技术的深入应用与经验的积累,技术应用的缺点也逐步凸显出来,包括质谱分析技术应用的陷阱问题、实验室日常运行过程中的管理问题以及相关政策法规问题等,主要体现在:①质谱分析技术在分析基质复杂的生物样本时,检测结果易受到基质效应、结构类似物干扰以及质谱信号产生的不稳定所带来的干扰影响;对这些问题认识和预防不当,则质谱的检测结果将存在较大的错误风险。②质谱分析技术相比于免疫学方法和化学发光法检测的自动化程度较低,对人员依赖性较大;同时各厂家仪器系统还未实现与临床实验室信息管理系统的接口双向对接,在数据处理和报告发放环节,仍未实现自动化。③对于质谱分析技术应用较成熟的项目,检测数据仍缺乏统一的应用标准。④质谱分析技术检测方法所需的标准物质、试剂和耗材等,目前主要依赖于进口,较多的检验项目受限于这些因素而使开展受阻。⑤目前质谱实验室的方法基本为自建方法,标准化和规范化较为薄弱。美国临床实验室标准化协会已发布了临床质谱的使用指南,中华医学会检验医学分会、原卫生和计划生育委员会临床检验中心也于2017年10月共同发布了《液相色谱-质谱临床应用建议》,这些都为质谱分析技术临床检测工作提供了良好的指导和参考。⑥由于质谱分析技术较为复杂,仪器构成多样化,在实际的应用过程中,需要有经验的专业技术人员进行规范的使用操作,但目前国内相关的技术人才匮乏,质谱实验室的仪器设备昂贵,对于安装条件有特殊要求,建设需要投入大量的资金,使得质谱分析技术临床应用的门槛较高,一定程度上限制了技术的应用。⑦在日常运营过程中仪器的维修服务成本较高,维修周期较长,维修的及时性也存在不能满足临床检测的报告周期固定性的要求。⑧国内对于质谱分析技术在临床的应用监管还不成熟,相关的检测项目在临床上无收费标准,也在一定程度上限制了技术的应用和普及。

虽然质谱分析技术的应用仍存在较多缺陷,但随着技术的革新与发展、应用监管的成熟,各项瓶颈将被不断突破,未来随着质谱仪器的各项性能的提升,前处理自动化的实现,检测数据自动输出并实现与实验室信息系统的双向对接,以及结果报告自动预警功能的实现,质谱仪有望像免疫学方法和化学发光法一样,成为临床生物化学检验中自动化、智能化、易用化的检测平台。

(三) 质谱分析技术的发展现状

目前临床诊断领域常用的质谱分析技术包括:LC-MS/MS、GC-MS、电感耦合等离子体-质谱(ICP-MS)和基质辅助激光解析-飞行时间质谱(MALDI-TOF-MS)等,其中 LC-MS/MS、GC-MS、ICP-MS 主要用于生物化学检验和小分子化合物的检测,MALDI-TOF-MS 主要用于微生物鉴定、核酸检测以及生物大分子化合物的检测。

由于国内质谱分析技术发展起步较晚,大部分质谱分析仪均依赖进口。但在强大的市场需求的带动下,国内也掀起了一场质谱分析技术平台创新和发展的热潮,国家在质谱分析技术平台的建设上也给予了一定的重视。"十五"国家科技攻关重大项目《科学仪器研制与开发》和"十一五"国家科技支撑计划重大项目《科学仪器设备研制与开发》中均有涉及质谱核心技术及关键部件的立项。清华大学、北京大学、复旦大学、天津大学及南京大学等高等院校也从不同的质谱分析技术平台进行关键技术研究及产品开发,国产的商品化质谱仪也陆续推出。

质谱仪作为一种开放性的设备,在医学检验领域的独特优势和特点主要是基于其在实际应用过程中的灵活性、多样性、信息的丰富性及批量运行的低成本等优点,因此认证和监管方法有可能会在一定程度上限制和阻碍技术应用优势的体现。

(四) 质谱分析技术在医学检验中的应用发展趋势

在临床生物化学检验领域,技术的应用优势明显,也存在较多的挑战和局限性,但技术的不断革新将解决这些困境,促进技术的应用。在技术应用普及方面,相信行业协会和质谱分析技术应用较早的临床实验室,将会进一步推动技术应用的规范化和标准化,同时为满足临床在生物化学检验方面的需求,弥补传统方法的不足,质谱分析技术在一些特殊检验项目(如内分泌类固醇激素方面)的应用优势将更加凸显,并得到扩展和深入,检测结果的准确性等各方面也会有进一步提升。随着各类专业培训班的成功举办,未来的几年,质谱分析技术在临床生物化学检验领域的发展会有让人欣喜的表现。

在微生物鉴定和核酸检测领域,虽然数据库和分析软件仍不完善,但随着质谱仪的国产化、中国人群菌库和特殊疾病特征的建立以及临床应用的深入,这些问题将会有所改善。而蛋白质鉴定和定量、蛋白质组学研究、质谱成像等的不断发展与完善,将为质谱分析技术的应用带来新的变革。

总之,随着技术本身的发展、基础应用以及临床转化应用研究工作的不断深入,质谱分析技术正在成为医学检验领域非常有前景的、高渗透性的新兴检测技术。

第八章 临床分子生物学检验技术及应用

第一节 基因工程的原理与技术

生物学的发展经历了从宏观到微观的发展历程。20世纪50年代，DNA双螺旋结构的发现为人类开启了分子水平研究的大门。而基因是具有遗传效应的DNA片段，基因可控制生物的性状。基因时代的到来，为人类健康和生命延续提供了新的研究方向。

一、基因与基因工程

基因的定义最早由丹麦植物学家和遗传学家约翰逊提出，用以指代其在豌豆实验中发现的基因。随后，美国遗传学家和胚胎学家摩尔根又在果蝇研究中发现基因内线状排列的染色体，于是形成了遗传的染色体学说。基因的功能在于编码蛋白质，即与蛋白质结构有关，是核酸或核蛋白其中一个片段。基因最先于真核生物里发现，真核生物染色体都在细胞核内，因此基因也可作染色体基因或核基因的解读，另外，叶绿体、线粒体等都有编码蛋白质的基因。

基因工程是近年来我国开始着重发展的一种核心技术，它是通过人为的意愿进行工作，以这种人为的意愿为目的在体外合成相关的DNA分子，也就是要重新进行DNA的组合，让组合后的DNA获得新的遗传能力或者复制能力，再通过相应的技术和生物工具导入人的体内，让这个DNA进行人为意愿的复制和重组，然后来达到我们要达到的目标。

基因工程就是遗传工程，即利用生物技术引入或删除生物的特异性遗传性状，实现生物体遗传特性改变的基本过程。基因工程在医药方面的应用虽然比其他技术要晚得多，但是这种新兴的基因工程技术，具有设计范围广,针对性特别强,解决问题的能力从源头开始,解决十分彻底等特点,能从根本上减轻人们的痛苦。基因工程的发展让一些从前不敢想象的事变成了现实,比如在以前一些特殊的或重大的疾病得不到解决,而现在就可以用生物基因工程进行完整彻底的治疗,这种治疗方式是以DNA的复制和整合为主,也就是从根本上、源头上解决问题,这种方法是十分科学和先进的,所以我们要积极地抓住这一优势,大力发展生物基因工程,提高在这一方面的研究和投资力度。

二、基因工程在医学检验方面的应用价值

近年来我国社会经济发展十分迅速,科技文化水平不断提高,在生物基因工程等方面的研究也逐步获得了一些重大的成果,生物基因工程方面的研究极大地提高了我国的医疗卫生条件和医疗水平,给人们带来了更广大的利益。基因工程从基因组成开始下手,从根本上解决一些疾病问题。它结合我国现代高速发展的生物技术,配合新的医疗仪器,无论是在技术的发展方面,还是在药物的研究方面,都为人民的生活带来了更大的便利。

生物基因工程越来越获得广大医学者和科学家的肯定,也得到了国家和政府大力的资金和技术支持,所以它在发展速度方面占有一定的优势,我国的科学家开始越来越注重对生物基因工程技术的研究和应用。但是由于生物基因工程涉及的知识面十分广泛,涉及的知识领域多,所以它对科学家的知识掌握程度的要求非常高,对研究人员、执行人员都具有极大的专业素质方面的要求。虽然它从概念上来看可以为社会的发展作出巨大的贡献,但是由于它是十分深奥的一门学问,人们对它的了解程度不够,不知道它是否会有相关的后遗症,或者有其他什么影响,所以在应用实施的时候,人们的心里是有一定担忧的。同时生物基因工程的发展所需要的资金力度是十分大的,这也导致了它在社会上的推广受到了一定的阻碍。另外,普通百姓对于生物基因工程的概念一概不知,在推广时会有一定的难度。虽然生物基因工程已经在很多方面开始造福于社会,造福于人类,但是这种技术的发展还不够成熟。

如今,基因工程在医学方面的应用最为活跃,其在新药物研制、疾病诊断与治疗方面都有着不可忽视的作用。以基因工程药物为主导的基因工程的应用产业在全球发展迅速、前景良好。目前利用基因工程生产的药物主要包括疫苗、抗体、激素、寡核苷酸药物等,已经被用来治疗和预防各种疾病,如基因工程乙型肝炎疫苗。基因工程药物能改善传统化学药物供应不足、副作用较大、缺乏安全性等问题。基因工程在疾病诊断领域的应用也不断拓宽。基因诊断技术是20世纪70年代简悦威在贫血临床治疗中取得的研究成果,基因诊断常用的方法有DNA分子杂交、基因缺失检测等。例如,一些遗传病通常与基因突变有关,在临床上,就可以通过基因诊断技术对遗传病或者癌症等进行检测。并且随着聚合酶链反应技术的发明,基因诊断方法也越来越简单、方便,可不采用DNA分子杂交方法,直接从扩增的DNA分子做酶切分析,甚至有些不需要做酶切分析而直接根据扩增的长度来达到疾病诊断的目的。基因工程在医学检验方面的应用主要表现在以下方面。

(一) 合成干扰素

干扰素是用来提高人们身体免疫力的一种蛋白质,它的主要组成成分就是多糖蛋白。干扰素可以由单核细胞产生,也可以由淋巴细胞产生。

干扰素的本质是一种细胞因子,它是最早被发现并进行探索实验的细胞因子。干扰素最主要的特点是活性非常高,所以它在抑制病毒的生长、提高人体的免疫调节功能和抑制肿瘤等方面具有重要的作用。而生物基因工程技术可以大量地对干扰素进行生产和培养,而且这种培养的成本相对来说是比较低的。所以干扰素可以大量地应用于医学药物的研究,这种方式让干扰素为医学发展提供了便利。

(二) 合成抗生素

在以前,可以通过生物的发酵作用或者化学手段进行培养和合成抗生素,但是这种合成方式的规模非常小,而且会有一定的感染风险,不经过检测不能够应用于临床治疗。它的成本也比较高,对其推广及应用具有一定的限制。生物基因工程技术的大力发展让抗生素的培养和合成获得了前所未有的发展速度,它可以大规模、低成本、高产量地对抗生素进行培养。

(三) 疾病诊断和治疗

医学上对疾病的诊断一般通过CT、磁共振成像、B超等方式来进行,这些诊断方式虽然也能协助医生进行判断,但是生物基因工程的发展,可以十分准确明了地检测出患者的身体情况。另外,生物基因工程不仅能够诊断疾病,还能够对一些疾病进行治疗,比如糖尿病传统的治疗方式是通过注射胰岛素来控制血糖,但是生物基因工程的发展让糖尿病可以从基因基础上进行治疗。

三、基因工程实验策略

基因工程又称基因拼接技术和DNA重组技术,是以分子遗传学为理论基础,以分子生物学和微生物学的现代方法为手段,将不同来源的基因按预先设计的蓝图,在体外构建杂种DNA分子,然后导入活细胞,以改变生物原有的遗传特性,获得新品种、生产新产品。基因工程技术为基因的结构和功能的研究提供了有力的手段。

基因工程基本操作步骤有四步:①目的基因的获取。②基因表达载体的构建。③将目的基因导入受体细胞。④目的基因的检测与表达。其中,基因表达载体的构建是基因工程的核心。基因工程最突出的优点是打破了常规育种难以突破的物种之间的界限,可以使原核生物与真核生物之间、动物与植物之间,甚至人与其他生物之间的遗传信息进行重组和转移。人的基因可以转移到大肠埃希菌中表达,细菌的基因也可以转移到植物中表达。目前,获得基因的方法主要有两种,一是从供体细胞的DNA中直接分离基因,最常用的方法是"鸟枪法",又叫"散弹射击法"。这种方法是将某种生物体的全基因组或单一染色体切成大小适宜的DNA片段,分别连接到载体DNA上,转化受体细胞,形成一套重组克隆DNA,从中筛选DNA重组分子,此法操作简单,但工作量大。另一种是人工合成基因,这种方法有两条途径:①以目的基因转录的信使RNA为模板,反转录成互补的单链DNA,再在酶的作用下合成双链DNA,

即目的基因。②从蛋白质的氨基酸序列推测出信使RNA序列再推测出结构基因的核苷酸序列,然后以单核苷酸为原料用化学方法合成。

(一) 基因表达载体的构建

基因表达载体的构建,即是目的基因与运载体结合,这是实施基因工程的第二步,也是基因工程的核心。目的是使目的基因能在受体细胞中稳定存在,并且可以遗传给下一代,同时使目的基因能够表达和发挥作用。

(二) 重组分子的转化

将目的基因导入受体细胞是实施基因工程的第三步。目的基因的片段与运载体在生物体外连接形成重组DNA分子后,下一步是将重组DNA分子引入受体细胞中进行扩增。自然条件下,很多质粒都可通过细菌接合作用转移到新的宿主内,但在人工构建的质粒载体中,一般缺乏此种转移所必需的*mob*基因,因此不能自行完成从一个细胞到另一个细胞的接合转移。用人工方法使体外重组的DNA分子转移到受体细胞,主要是借鉴细菌或病毒侵染细胞的途径。例如,如果运载体是质粒,受体细胞是细菌,一般是将细菌用氯化钙处理,以增大细菌细胞壁的通透性,使含有目的基因的重组质粒进入受体细胞。目的基因导入受体细胞后,就可以随着受体细胞的繁殖而复制,由于细菌的繁殖速度非常快,在很短的时间内就能够获得大量目的基因。

(三) 目的基因的检测与表达

目的基因导入受体细胞后,是否可以稳定维持和表达其遗传特性,只有通过检测与鉴定才能知道,这是基因工程的第四步工作。以上步骤完成后,在全部的受体细胞中,真正能够摄入重组DNA分子的受体细胞是很少的。因此,必须通过一定的手段对受体细胞中是否导入了目的基因进行检测。检测的方法有很多种,例如,大肠埃希菌的某种质粒具有青霉素抗性基因,当这种质粒与外源DNA组合在一起形成重组质粒,并被转入受体细胞后,就可以根据受体细胞是否具有青霉素抗性来判断受体细胞是否获得了目的基因。

四、基因工程实验技术

(一) 聚合酶链反应技术

1.实验原理

PCR技术类似于DNA的天然复制过程,其特异性依赖于与靶序列两端互补的寡核苷酸引物。PCR由变性—退火—延伸3个基本反应步骤构成。

(1)模板DNA的变性

模板DNA经加热为93℃左右后,使模板DNA双链或经PCR扩增形成的双链DNA解离,使之成为单链,以便与特异性引物结合,为下轮反应做准备。

(2)模板DNA与引物的退火(复性)

模板DNA经加热变性成单链后,温度降为55℃左右,引物与模板DNA单链的互补序列配对结合。

(3)引物的延伸

DNA模板–引物结合物在DNA聚合酶的作用下,以脱氧核糖核苷三磷酸(dNTP)为反应原料,靶序列为模板,按碱基配对与半保留复制原理,合成一条新的与模板DNA链互补的半保留复制链,重复循环变性—退火—延伸3个过程,就可获得更多的半保留复制链,而且这种新链又可成为下次循环的模板。每完成一个循环需2~4 min,2~3 min可将待扩目的片段富集10^6~10^9倍。所需循环次数取决于样品中模板的拷贝。

PCR的反应动力学:PCR的三个反应步骤反复进行,使DNA扩增量呈指数上升;反应最终的DNA扩增量可用$Y=n(1+X)$计算。Y代表DNA片段扩增后的拷贝数,X表示平均每次的扩增效率,n代表循环次数。平均扩增效率的理论值为100%,但在实际反应中平均效率达不到理论值。反应初期,靶序列DNA片段的增加呈指数形式,随着PCR产物的逐渐积累,被扩增的DNA片段不再呈指数增加,而进入线性增长期或静止期,即出现停滞效应,这种效应称平台期。因PCR扩增效率,DNA聚合酶、PCR的种类和活性及非特异性产物等因素存在,大多数情况下平台期的到来是不可避免的。

2.PCR反应特点

（1）特异性强

PCR反应的特异性的决定因素为引物与模板DNA特异的正确结合、碱基配对原则、DNA聚合酶合成反应的正确度、靶基因的特异性与保守性。

（2）灵敏度高

PCR产物的生成量是以指数方式增加的,灵敏度高。

（3）简便快速

PCR反应用耐高温的DNA聚合酶,一次性地将反应液加好后,即在DNA扩增液和水浴锅上进行变性—退火—延伸反应,一般在2~4 h完成扩增反应。

（4）对标本的纯度要求低

不需要分离病毒或细菌及培养细胞,DNA粗制品及总RNA均可作为扩增模板。可直接用临床标本如血液、体腔液、洗漱液、毛发、细胞、活组织等粗制的DNA扩增检测。

3.几种常用的特殊PCR技术

（1）逆转录PCR

逆转录-聚合酶链反应（RT-PCR）:提取组织或细胞中的总RNA,以其中的mRNA作为模板,采用只有胸腺嘧啶组成的核苷酸链或随机引物利用逆转录酶反转录成互补脱氧核糖核酸（cDNA）。再以cDNA为模板进行PCR扩增,而获得目的基因或检测基因表达。RT-PCR使RNA检测的灵敏性提高了几个数量级,使一些极为微量的RNA样品分析成为可能。该技术主要用于分析基因的转录产物、获取目的基因、合成cDNA探针、构建RNA高效转录系统。

（2）多重PCR

多重PCR,又称多重引物PCR或复合PCR,它是在同一PCR反应体系里加上两对以上的引物,同时扩增出多个核酸片段的PCR反应,其反应原理、反应试剂和操作过程与一般PCR相同。多重PCR具有高效性、系统性、经济简便性等特点。

（3）套式PCR

套式PCR，又称巢式PCR，是一种变异的PCR。其使用两对（而非一对）PCR引物扩增完整的片段。第一对PCR引物扩增片段和普通PCR相似，第二对引物称为巢式引物（因为它们在第一次PCR扩增片段的内部），结合在第一次PCR产物内部，使得第二次PCR扩增片段短于第一次扩增。套式PCR的好处在于：如果第一次扩增产生了错误片段，第二次能在错误片段上进行引物配对并扩增的概率极低。因此，套式PCR的扩增非常特异。

（4）不对称PCR

不对称PCR是利用不等量的一对引物来产生大量单链DNA（ssDNA）的方法。不对称PCR制备的单链DNA在用于序列测定时不必在测序之前除去剩余引物，可简化操作、节约人力物力。另外，用cDNA经不对称PCR进行序列分析或PCR单链构象多态性分析（SSCP），也是现在研究真核外显子的常用方法。根据实验设计的不同，不对称PCR又可分为引物浓度不对称PCR和热不对称PCR。

（二）DNA重组载体

目的基因与载体结合，这是实施基因工程的第二步，也是基因工程的核心，目的是使目的基因能在受体细胞中稳定存在，并且可以遗传给下一代，同时使目的基因能够表达和发挥作用。DNA重组载体是指能够插入外源性DNA序列，并进行自主复制的一段DNA序列。基因工程中作为载体使用的DNA分子必须具备以下基本条件：①能自主复制，或整合到受体染色体DNA上随染色体DNA的复制而同步复制。②具有一种或多种限制性内切酶的单一切割位点，并在位点中插入外源基因后，不影响其复制功能。③具有1~2个筛选标记，以便重组后进行重组分子的筛选。④克隆载体必须是安全的，不应含有对受体细胞有害的基因，并不会任意转入其他生物细胞。⑤易于操作，转化效率高。常用的基因载体有质粒、噬菌体DNA、病毒和酵母人工染色体。

1.质粒及其特性

质粒是一种裸露的、结构简单、独立于细菌基因组DNA之外，具有自我复制能力的、很小的双链环状DNA分子。在基因工程中质粒常被用作目的基因的载体。质粒DNA分子上有一个至多个限制酶切割位点,供外源DNA片段(基因)插入其中。携带外源DNA片段的质粒进入受体细胞后,在细胞中进行自我复制,或整合到染色体DNA上,随染色体DNA同步复制。质粒DNA分子上有特殊的标记基因,如四环素抗性基因、氨苄西林抗性基因等标记基因,供重组DNA的鉴定和选择。已发现有质粒的细菌有几百种,已知的绝大多数的细菌质粒都是闭合环状DNA分子。细菌质粒的相对分子质量一般较小,为细菌拟核DNA的0.5%~3.0%。根据相对分子质量的大小,大致上可以把质粒分成大小两类:较大一类的相对分子质量是$40×10^6$以上,较小一类的相对分子质量是$10×10^6$以下(少数质粒的相对分子质量介于两者之间)。每个细胞中的质粒数主要取决于质粒本身的复制特性。按照复制性质,可以把质粒分为两类:一类是严紧型质粒,当细胞染色体复制一次时,质粒也复制一次,每个细胞内只有1~2个质粒;另一类是松弛型质粒,当染色体复制停止后仍然能继续复制,每一个细胞内一般有20个左右质粒。这些质粒的复制是在寄主细胞的松弛控制之下的,每个细胞中含有10~200份拷贝,如果用一定的药物处理抑制寄主蛋白质的合成还会使质粒拷贝数增为几千份。松弛型质粒要经过氯霉素处理才能达到更高拷贝数。一般分子量较大的质粒属严紧型,分子量较小的质粒属松弛型。质粒的复制有时和它们的宿主细胞有关,某些质粒在大肠埃希菌内的复制属严紧型,而在变形杆菌内则属松弛型。虽然大部分的质粒都是环状构型,它们存在于许多细菌及酵母菌等生物中,乃至于植物的叶绿体和线粒体等细胞器中。然而,1984年,在天蓝色链霉菌等放线菌及赫氏蜱疏螺旋体等原核生物中,又相继发现线形质粒。

2.质粒的种类

质粒根据它们所带有的基因及其宿主细胞的特点可以分为6种不同的类型。

(1)抗性质粒

抗性质粒带有抗性基因,可使宿主菌对某些抗生素产生抗性,如对氨苄西林、氯霉素等产生抗性。不同的细菌中也可含有相同的抗性质粒,如 R 质粒在假单胞菌属和其他细菌中都存在。R 质粒还可以通过感染的形式在不同种细菌中传播。

（2）致育因子

致育因子可以通过接合在供体和受体间传递遗传物质。F 因子约有 1/3 的 DNA 构成一个转移 DNA 的操纵子,约 35 个基因,负责合成和装配性伞毛。这就是 DNA 转移区域,受基因产物的正调节。它还具有重组区和复制区。重组区含有多个插入顺序,通过这些插入顺序进行同源重组。在复制区有两个复制起始点:一个是 OriV,供给 F 因子在宿主中自主复制时使用;另一个是 OriT,供接合时进行滚环复制的起始点。

（3）Col 质粒

Col 质粒带有编码大肠杆菌素的基因,大肠杆菌素可杀死其他细菌。

（4）降解质粒

降解质粒可编码一种特殊蛋白,可使宿主菌代谢特殊的分子,如甲苯或水杨酸。

（5）侵入性质粒

侵入性质粒使宿主菌具有致病的能力,如 Ti 质粒,这是在根癌农杆菌中发现的,现经过加工用作植物转基因的一种常用载体。

（6）隐秘质粒

隐秘质粒不显示任何表现类型,主要通过物理方法发现,如酵母菌 2 μm 质粒。

（三）重组质粒的构建

1.质粒载体

细菌质粒是重组 DNA 技术中常用的载体。质粒分子本身是含有复制功能的遗传结构。质粒还带有某些遗传信息,所以会赋予宿主细胞一些遗传性状。其自我复制能力及所携带的遗传信息在重组 DNA 操作,如扩增、筛选过程中都是极为有用的。质粒载体是在天然质粒的基础上为适应实验室操作而人工构建的。与天然质粒相比,质粒载体通常带有一个或一个以上的选择性标记基因(如抗生素抗性基因)和一个人工合成的含有多个限制性内切酶识别位点的多克隆位点序列,并去掉了大部分非必需序列,使分子量尽可能减少,以便于基因工程操作。大多质粒载体带有一些多用途的辅助序列,这些用途包括通过组织化学方法肉眼鉴定重组克隆、产生用于序列测定的单链DNA、体外转录外源DNA序列、鉴定片段的插入方向、外源基因的大量表达等。

2.质粒提取

从细菌中分离质粒DNA的方法都包含3个基本步骤:培养细菌使质粒扩增;收集和裂解细胞;分离和纯化质粒DNA。采用强碱液、加热或溶菌酶(主要针对革兰氏阳性细菌)可以破坏菌体细胞壁,十二烷基磺酸钠(SDS)和免疫染色通透液(TritonX-100)(一般很少使用)可使细胞膜裂解。经溶菌酶和SDS或TritonX-100处理后,细菌染色体DNA会缠绕附着在细胞碎片上,同时由于细菌染色体DNA比质粒大得多,易受机械力和核酸酶等的作用而被切断成不同大小的线性片段。当用强热或酸、碱处理时,细菌的线性染色体DNA变性,而共价闭合环状DNA(cccDNA)的两条链不会相互分开,当外界条件恢复正常时,线状染色体DNA片段难以复性,而是与变性的蛋白质和细胞碎片缠绕在一起,而质粒DNA双链又恢复原状,重新形成天然的超螺旋分子,并以溶解状态存在于液相中。在细菌细胞内,共价闭环质粒以超螺旋形式存在。在提取质粒过程中,除了超螺旋DNA外,还会产生其他形式的质粒DNA。如果质粒DNA两条链中有一条链发生一处或多处断裂,分子就能旋转而消除链的张力,形成松弛型的环状分子,称开环DNA(简称ocDNA);如果质粒DNA的两条链在同一处断裂,则形成线状DNA。当提取的质粒DNA电泳时,同一质粒DNA的超螺旋形式的泳动速度要比开环和线状DNA分子的泳动速度快。

3.酶切与连接

在DNA连接酶的作用下,在Mg^{2+}、三磷酸腺苷(ATP)存在的连接缓冲系统中,将分别经酶切的载体分子与外源DNA分子进行连接。DNA连接酶有两种:T4噬菌体DNA连接酶和大肠杆菌DNA连接酶。两种DNA连接酶都有将两个带有相同黏性末端的DNA分子连在一起的功能,而且T4噬菌体DNA连接酶还有一种大肠杆菌DNA连接酶没有的特性,即能使两个平末端的双链DNA分子连接起来。但这种连接的效率比黏性末端的连接效率低,一般可通过提高T4噬菌体DNA连接酶浓度或增加DNA浓度来提高平末端的连接效率。T4噬菌体DNA连接酶催化DNA连接反应分为3步:首先T4噬菌体DNA连接酶与辅助因子ATP形成酶-AMP复合物;然后酶-腺苷-磷酸(AMP)复合物再结合到具有5-磷酸基和3-羟基切口的DNA上,使DNA腺苷化;最后产生一个新的磷酸二酯键,把切口封起来。DNA重组的方法主要有黏端连接法和平端连接法,为防止载体本身的自连,可以通过牛小肠碱性磷酸酶(CIP)处理克服。连接反应的温度在37℃时有利于提高连接酶的活性。但是在这个温度下,黏性末端的氢键结合是不稳定的。因此人们找到了一个折中温度,即12~16℃,连接12~16 h(过夜),这样既可最大限度地发挥连接酶的活性,又可兼顾短暂配对结构的稳定。

4.转化

转化是将外源DNA分子引入受体细胞,使之获得新的遗传性状的一种手段。它是微生物遗传、分子遗传、基因工程等研究领域的基本实验技术。转化过程所用的受体细胞一般是限制修饰系统缺陷的变异株,即不含限制性内切酶和甲基化酶的突变体。它可以允许外源DNA分子进入体内并稳定地遗传给后代。受体细胞经过一些特殊方法,如电击法及$CaCl_2$、RbCl(KCl)等化学试剂法处理后,细胞膜的通透性发生了暂时性的改变,成为能允许外源DNA分子进入的感受态细胞。进入受体细胞的DNA分子通过复制、表达实现遗传信息的转移,使受体细胞出现新的遗传性状。将经过转化后的细胞在筛选培养基中培养,即可筛选出转化子(即带有异源DNA分子的受体细胞)。目前常用的感受态细胞制备方法有$CaCl_2$和RbCl(KCl)法。RbCl(KCl)法制备的感受态细胞转化效率较高,但$CaCl_2$法简便易行,且其转化效率完全可以满足一般实验的要求。制备出的感受态细胞暂时不用时,可加入占总体积15%的无菌甘油,于-70℃环境中保存(保存时间为半年左右),因此$CaCl_2$法使用更为广泛。

5.重组质粒的筛选

利用α互补现象进行筛选是最常用的一种鉴定方法,又称为蓝白斑筛选。现在使用的许多载体都具有一段大肠杆菌β半乳糖苷酶的启动子及其α肽链的DNA序列,此结构称为 Lac Z 基因。Lac Z 基因编码的α肽链是β半乳糖苷酶的氨基端的短片段(146个氨基酸)。宿主和质粒编码的片段各自都不具有酶活性,但它们可以通过片段互补的机制形成具有功能活性的β半乳糖苷酶分子。Lac Z 基因编码的α肽链与失去了正常氨基端的β半乳糖苷酶突变体互补,这种现象称为α互补。由α互补而形成的有功能活性的β半乳糖苷酶,可以用5-溴-4-氯-3-吲哚-β-D-半乳糖苷(X-gal)显色出来,它能将无色的化合物X-gal切割成半乳糖和深蓝色的底物。因此,任何携带着 Lac Z 基因的质粒载体,转化了染色体基因组中存在着此种β半乳糖苷酶突变的大肠杆菌细胞后,便会产生出有功能活性的β-半乳糖苷酶,在异丙基-β-D-硫代半乳糖苷(IPTG)诱导后,在含有X-gal的培养基平板上形成蓝色菌落。而当有外源DNA片段插入到位于 Lac Z 基因中的多克隆位点后,就会破坏α肽链的阅读框,从而不能合成与受体菌内突变的β半乳糖苷酶相互补的活性α肽链,而导致不能形成有功能活性的β半乳糖苷酶,因此含有重组质粒载体的克隆往往是白色菌落。由此可见,重组DNA分子进入受体细胞后,受体细胞必须表现出特定的性状,才能说明目的基因完成了表达过程。

第二节　感染性疾病的分子生物学检验

一、病毒感染性疾病的分子生物学检验

病毒是由核酸分子(DNA或RNA)与蛋白质构成的非细胞形态的简单生命体。病毒感染性疾病是指病毒在人体细胞内寄生和繁殖引起的一类感染性疾病。据统计,超过70%的人类感染性疾病都是由病毒引起的,其中乙型肝炎病毒、丙型肝炎病毒、人乳头瘤病毒、人类免疫缺陷病

毒、人流行性感冒病毒等是引起病毒感染性疾病最常见的病原体。

感染病毒的检测对明确病因、判断病情、制订治疗方案等具有非常重要的临床意义。分子生物学检验技术具有快速、准确、特异度高、灵敏度强等特点,在病毒感染性疾病的早期诊断、分型鉴定、疗效监测和耐药基因分析等方面优势明显,已被广泛地应用于临床检测。此外,分子生物学检验技术还可对病毒进行定量分析,如开展乙型肝炎病毒和丙型肝炎病毒定量检验,以反映患者体内病毒核酸的复制情况,尤其是实时荧光定量PCR技术能动态检测患者体内病毒核酸载量,了解病情进展,更好地指导临床制订治疗方案,弥补免疫学方法的不足。下面主要以新型冠状病毒和流行性感冒病毒的分子生物学检验为例。

(一) 分子生物学检验在新型冠状病毒检验中的应用

新型冠状病毒(SARS-CoV-2)感染疫情的肆虐给全球经济造成重大损失,是目前全球公共卫生安全的最大威胁。2020年3月11日,新型冠状病毒感染被WHO认定为正式进入全球大流行阶段。2020年12月,在英国与一些南非国家和地区陆续出现了变异株的报道。随着新型冠状病毒的不断变异,新的变异体在逃避疫苗免疫和中和抗体方面的能力愈发强大。这意味着已完成疫苗接种的人群也同样易感。其中奥密克戎变异株甚至可以突破免疫屏障,威胁着现有疫苗和治疗性抗体的有效性。

1.冠状病毒

冠状病毒(CoV)按生物学分类属于套式病毒目,冠状病毒科,为具有囊膜结构的单股正链RNA病毒,其外膜在电镜下呈现棒状的粒子凸起,因形似花冠而得名。冠状病毒被分为4类,即α、β、γ和δ冠状病毒,可感染多种脊椎动物,其中α冠状病毒和β冠状病毒可引起人类和猪等哺乳动物呼吸道、消化道及神经系统疾病,其中近些年在人类中暴发的冠状病毒感染如SARS-CoV、MERS-CoV以及SARS-CoV-2感染,其病毒均为β冠状病毒。γ和δ冠状病毒则仅感染动物,其中以禽类居多。目前能够感染人类的冠状病毒有7种,除了以上提到的能够引起严重呼吸系统疾病的SARS-CoV、MERS-CoV和SARS-CoV-2之外,另外4种人冠状病毒感染者仅表现出轻微症状,分别为人冠状病毒OC43、人冠状病毒HKU1、人冠状病毒-NL63和人冠状病毒-229E。

冠状病毒是已知最大的单链RNA病毒,基因组长26～32 kb。病毒核酸被外部的结构蛋白所包裹。内部核酸5'端有帽状结构,3'端有多聚腺苷酸尾,5'端到3'端依次为两个重复的开放阅读框1a和1b、棘突蛋白、包膜蛋白、膜蛋白及核衣壳蛋白。其中开放阅读框1a和1b这两个片段高度保守,长度为基因组全长的三分之二,为20～22 kb,主要编码与病毒复制相关的酶类,起到了表达病毒RNA聚合酶的作用。结构蛋白和剩余区域长度约为基因组的三分之一,病毒核酸由外部结构蛋白组成的包膜包裹保护。棘突蛋白、包膜蛋白和膜蛋白共同组成了包膜,其中棘突蛋白以三聚体的形式形成了刺突状结构,是介导病毒吸附和侵入宿主细胞的关键结构,也是大多数中和性抗体和治疗药物的关键作用靶点。棘突蛋白由两个亚基组成:S1亚基和S2亚基。S1亚基为受体结合亚基,能够与宿主细胞表面的受体结合,介导病毒的附着;S2亚基为膜融合亚基,主要介导病毒和宿主细胞膜的融合,用于病毒入侵。受体结合亚基S1由两个结构域组成:N-末端结构域(NTD)和C-末端结构域(CTD)。其中CTD作为受体结合域(RBD)负责与受体结合,介导病毒与血管紧张素转换酶2(ACE2)的识别与结合,因此也是抗体和其他抗病毒药物研发设计的主要靶点。包膜蛋白在冠状病毒中结构较小。病毒感染细胞后包膜蛋白大量表达,集中在受感染细胞内的运输部位,参与病毒的组装。包膜蛋白的缺失可影响病毒结构的完整性,从而降低病毒滴度,减少病毒繁殖。膜蛋白是冠状病毒中含量最高的多聚膜蛋白,在病毒的外部和内质网腔中均存在,也是冠状病毒组装的关键蛋白。

2.新型冠状病毒及其分类

2020年2月11日,新型冠状病毒被WHO命名为新型冠状病毒(COVID-19)。随后国际病毒分类委员会发表声明,将该新型病毒正式命名为"SARS-CoV-2"。SARS-CoV-2与SARS-CoV一样,同为β冠状病毒,通过棘突蛋白与大量存在于呼吸道上皮细胞表面的ACE2作用进入细胞。据报道,跨膜丝氨酸蛋白酶在此过程中通过切割棘突蛋白,同样发挥了介导病毒入侵的作用。相对于 SARS-CoV 和 MERS-CoV,SARS-CoV-2 在原代人上皮细胞上有着更强的生长能力,因此传染力也更强,这也导致了新型冠状病毒感染的大流行。

SARS-CoV-2 和其他 β 冠状病毒一样拥有固定的五个必需基因,且在序列上与 SARS-CoV 高度一致,5'端和 3'端之间存在多个开放阅读框,以及开放阅读框上游的转录调控序列和一些病毒 RNA 复制相关的顺式作用元件。ORFla 基因和 ORFb 基因占据了整个基因组的三分之二,负责编码 16 个与病毒复制相关的非结构蛋白。除已经在冠状病毒结构部分叙述的结构之外,SARS-CoV-2 还有 6 个附属蛋白,分别为 3、6、7a、7b、8 和 9b。

对变异情况的了解有助于探索变异病毒快速传播的机制对人们健康的影响及对疫苗有效性的影响,进而更好地控制疫情。目前通过对 SARS-CoV-2 基因组序列测序,已经发现了数千个变异株。大多数情况下,这些变异是由受感染者体内 SARS-CoV-2 基因组的随机突变导致的。美国疾病控制和预防中心(CDC)将这些变异株分为三个需要监测的类别,即关注变异株(VOI)、关切变异株(VOC)和严重后果变异株(VOHC)。从 2019 年底新型冠状病毒感染暴发至今,这些变异株棘突蛋白上遗传的多种突变位点组合,可引发病毒传播力、致病力及免疫原性等性质的明显改变。

(1)阿尔法(α)/英国变异株

阿尔法变异株是 SARS-CoV-2 的第一个变异株,也被命名为 B.1.1.7,于 2020 年 9 月在英格兰东南部被发现。自 2020 年 12 月 20 日起,包括美国在内的一些国家已陆续报告 B.1.1.7 变异株感染病例。截至 2021 年 4 月,阿尔法变异株病例数占据了欧洲 92% 的关切变异株病例。在该变异中,位于 501 位点的天冬酰胺被酪氨酸取代。研究表明,该变异的感染率高于非变异株,使死亡率增加了 60%。B.1.1.7 这个变体包含大约 17 个位点突变,其中大部分与棘突蛋白相关,包括 E484K、P681H、144Del、N501Y、H69-V70Del、D614G 等。N501Y 可以促进病毒与 ACE2 受体的紧密结合;E484K 是一种有助于逃避免疫系统的逃逸突变;

Y144Del的缺失降低了抗体的结合亲和力。与非变异株相比,感染者的症状或病程没有发现明显差异。

(2)贝塔(β)/南非变异株(SAA)

贝塔变异株被命名为B.1.351,该变异株于2020年10月底在南非首次发现。该变异株的棘突蛋白具有许多突变,包括K417N、E484K和N501Y。与在英国发现的B.1.1.7变异株相反,B.1.351并不存在69/70位点的氨基酸缺失。K417N和E484K等位点的突变导致了501Y.V2变异株的免疫逃逸。

(3)伽马(γ)/巴西变异株

伽马变异株也被称为B.1.1.28。这一开始于2020年2月的分支已成为巴西传播最广泛的谱系。这一新的谱系P.1发现于巴西,包含了N501Y、E484K和K417T等突变,是最早在E484K处发生突变的棘突蛋白变异。证据表明,E484K的突变可导致免疫逃逸。研究表明,P.1感染者比其他新型冠状病毒感染者病毒载量高10倍,传播率提高了1.4~2.2倍,并且年轻人相对更易感,但在性别上无明显差异。P.1使感染者致死率增加了10%~80%,并且降低了一些疫苗的保护效应。

(4)德尔塔(δ)/印度/双突变体变异株

B.1.617.2是该双突变体的官方命名,在它包含的13个突变位点中,有7个在棘突蛋白上。B.1.617.2变异株中出现了L452R和E484Q的同时突变。E484Q处的突变与之前报道的P.1谱系中的E484K突变很接近。

(5)德尔塔(δ)/印度/三重突变(B.1.618)

三重突变体是指三个不同突变体结合时形成的新型冠状病毒变异株。这种变异首先在印度的马哈拉施特拉邦被发现,然后又出现在印度其他地区。它是由双突变型变异株进化而来的,H146和Y145的缺失区分了棘突蛋白E484K与D618G突变。

(6)CAL.20C-B.1.427和B.1.429

2021年1月,美国报告了几种变异株。在这些变异株中,在加利福尼亚州发现的L452R突变值得关注。CAL.20C的变体有两个版本:B.1.427和B.1.429。这些变异可使病毒更坚固地黏附于受体细胞,影响中和抗体干扰该过程。但还需要大量的证据来确定这种变异的严重程度和传播速度。L452R突变株的传染性比野生型病毒高20%。

（7）越南变异株

2021年5月29日，在越南发现了一种新的变异株。这种变异株是在印度和英国发现的变异株的杂交体，可通过空气快速传播。该变异株的详细信息有待进一步公开。

（8）奥密克戎变异株（B.1.1.529）

奥密克戎变异株于2021年11月9日在非洲南部的博茨瓦纳首次被发现，WHO收到报告后，于同年11月26日宣布该变异株为关注变异株。奥密克戎变异株基因组的测序结果显示其存在30个突变，包括T95LK417N、N501YT478K、N679K、G142D/143-145del和P681H等，这些可能与某些疫苗的S基因脱靶现象有关。基因组测序结果表明，这些缺失和突变与病毒传播能力的增加、抗体逃逸及更高的病毒结合亲和力有关。奥密克戎变异株还报道了另一个完全不同的插入突变。随着南非病例的持续增加，奥密克戎变异株逐渐取代南非的德尔塔变异株。大多数奥密克戎变异株感染的患者更年轻，病毒传播的速度更快，且较之前的变异株突破免疫的能力更强，但症状与过去的变异株相同。突变导致奥密克戎变异株与ACE2的结合方式发生改变，并且与ACE2的结合力增强，同时也增强了免疫逃逸。

3.疫苗

疫情发生至今已有多款疫苗获批上市，按技术路线划分主要可以分为灭活疫苗、重组病毒载体疫苗、重组蛋白疫苗、核酸疫苗等。尽管疫苗种类不同，但这些疫苗技术平台均为针对棘突蛋白设计。

（1）灭活疫苗

灭活疫苗本质上是失去传染性和复制能力的病毒，由于保留了几乎所有的抗原表位，故可以引起人类免疫反应。由于保留了病毒的保守表位，灭活疫苗在一定程度上可以减少病毒逃逸。作为应用最早、最广泛的疫苗，病毒灭活疫苗具有先进的研发技术、成熟的生产技术和可控的质量标准。然而，灭活疫苗的免疫原性较强，有可能引发抗体依赖增强（ADE）

效应。我国首个在国际上获批上市的新型冠状病毒疫苗就属于灭活疫苗，是由国药集团中国生物北京生物制品研究所有限责任公司研发，数据显示该疫苗的保护率为79.34%。中国医学科学院联合北京科兴等多家单位合作开发了新型冠状病毒灭活疫苗 Pi Co Vacc，该疫苗通过收集在绿猴肾细胞系中培养后的病毒，然后应用化学方法将病毒灭活细化后制备而成。Pi Co Vacc 作为一款多价疫苗制剂，能够应用于多个地区流行的病毒株。

（2）重组病毒载体疫苗

重组病毒载体疫苗原理是以修饰改造后毒性较低的活病毒为载体，将抗原核酸序列插入载体，输入机体使病毒载体在宿主细胞进行复制，从而诱导持续有效的体液和细胞免疫反应。2021年3月18日，腺病毒载体疫苗 Ad5-nCoV 获批进入临床，该疫苗选用的载体是人为删除腺病毒复制相关基因的复制缺陷型人5型腺病毒（Ad5），可在体内表达 SARS-CoV-2 棘突蛋白，是我国第一个获批进入临床试验的新型冠状病毒疫苗。Ad5-nCoV 单次免疫后表现出较强的唤醒免疫应答的能力。健康成人在免疫后第14天即可观察到快速的特异性T细胞免疫应答，该应答反应在第28天达到高峰。

（3）重组蛋白疫苗

重组蛋白疫苗是指通过将病毒的关键抗原基因序列插入表达载体，输入工程化的微生物或细胞中，诱导后使其产生大量抗原蛋白，纯化后制备而成的疫苗。重组蛋白疫苗由于不涉及活病毒，故生产环境要求较低，《药品生产质量管理规范》中的普通的生产环境即可满足生产条件。重组蛋白疫苗制剂相对稳定，在2~8℃温度条件下即可完成运输。目前我国生产的重组新型冠状病毒蛋白疫苗［重组人粒细胞刺激因子（CHO细胞）］已经获批上市。Ⅲ期临床数据显示，在完成第三剂加强免疫七天后的成年人群中，疫苗预防 SARS-CoV-2 感染的保护效力达到了81.43%，并且对新型冠状病毒变异株德尔塔株有近乎相同的保护效力（81.38%）。在接种两剂灭活疫苗4~8个月，将重组新型冠状病毒蛋白疫苗作为加强免疫针剂可大大提升接种者体内的中和性抗体滴度。

（4）核酸疫苗

核酸疫苗包括DNA疫苗和RNA疫苗两大类，其原理是编码抗原蛋白的DNA或mRNA输入机体后的转录和翻译，从而实现宿主细胞内抗原蛋白的合成，进而激活机体的免疫系统，实现对接种者的免疫保护。核酸疫苗具有制备工艺简单、生产成本低、研发周期短等主要特点，而且设计灵活，在实际生产中较传统疫苗具有较大的优势。

由于mRNA疫苗需要在细胞内发挥作用，其体内递送是发挥作用的基础。通常使用脂质体将mRNA疫苗包装为纳米颗粒，通过胞吞作用进入胞质发挥作用。美国Moderma疫苗公司生产的Modema-mRNA疫苗是全球首款进入临床试验的mRNA疫苗。该试验在受试者首次免疫15天后，在三个剂量组的受试者中均检测到免疫性增强，呈剂量依赖性。28天后同剂量加强免疫，25 μg低剂量组受试者产生了超过康复者血清的抗体滴度，100 μg组抗体滴度远超这一水平。

DNA疫苗在新型冠状病毒疫苗的研究中相对较少。DNA疫苗可以把携带目的抗原DNA片段的质粒注入宿主细胞内，通过持续的表达抗原引发有效免疫效应。DNA疫苗的优点是DNA分子较稳定，在宿主细胞内半衰期较长，但也存在整合到宿主细胞染色体上的风险。美国Lnovio公司生产的DNA疫苗INO-4800是目前第一款进入临床试验的新型冠状病毒DNA疫苗，该疫苗能够诱导强烈的T细胞应答，并产生高水平的中和性抗体。

4.SARS-CoV-2单克隆抗体研究现状

尽管各个国家都在大力推进新型冠状病毒疫苗的免疫，但一些国家和地区确诊人数仍然居高不下，治疗性药物和抗体的研发仍然迫在眉睫。已有报道显示，康复者血浆在新型冠状病毒感染的治疗尤其是重症患者的治疗上有显著的作用。但由于康复者血浆来源困难，成本较高，且血浆中存在的非中和性抗体可能导致ADE效应，无法大规模应用于临床。单克隆抗体除中和活性较高之外，还具有靶点明确、风险低、纯度高、可大规模制备等优势，是应对疫情突发的有效治疗药物。

（1）靶向棘突蛋白RNA结合结构域（RBD)的中和抗体

SARS-CoV-2棘突蛋白是一个三聚体复合物,由S1和S2两个亚基组成。S1亚基负责与受体结合,S2亚基负责膜融合。棘突蛋白的作用在前文已经阐述,由于棘突蛋白结构的特点,目前几乎所有关于SARS-CoV-2单克隆抗体的研究都是针对棘突蛋白。这些针对棘突蛋白的研究中又以针对RBD为大多数。研究人员使用冷冻电镜技术揭示SARS-CoV-2棘突蛋白的结构是一种不对称的三聚体,RBD具有两种构象,即"开放"和"封闭"构象。RBD的动态构象可能是影响抗RBD抗体中和能力的关键因素。下文将按照单克隆抗体获取方法的不同,为大家介绍几种靶向RBD的抗体。

①噬菌体库展示技术:噬菌体库展示技术被广泛应用于单克隆抗体的开发。通过重组SARS-CoV RBD免疫小鼠,利用其脾脏mRNA构建噬菌体展示scFv文库,筛选鉴定出了抗SARS-CoV-2 RBD的H014抗体,该抗体可以亚纳摩尔级别的亲和力分别与SARS-CoV RBD和SARS-CoV-2 RBD结合。体内实验显示,治疗组经腹腔注射剂量为50 mg/kg的H014可以使鼻内感染病毒量为5×10^5PFU（PFU指病毒空斑形成单位）的人源化小鼠在第5天病毒载量下降至1/10,预防加治疗组更是将肺内病毒滴度降低为1/100,体现了该抗体治疗SARS-CoV-2感染的潜力。②单细胞测序筛选:David D.Ho团队报告了61种具有较高血浆病毒中和滴度的SARS-CoV-2中和性抗体。该团队通过对五个高抗体滴度新型冠状病毒患者的血浆进行流式细胞术分选,得到特异性针对SARS-CoV-2棘突蛋白的细胞,然后通过单细胞测序技术得到抗体序列。在报道的61种抗体中,19种可以在体外中和SARS-CoV-2,其中9种表现出高中和活性。表位分析显示,这19种抗体中大约有一半是针对RBD的,而另一半则是针对棘突蛋白的顶部区域NTD。靶向RBD的抗体中,抵抗新型冠状病毒活病毒的半抑制浓度（IC_{50}）范围为0.7~209.0 ng/mL,其中抗体2-15,2-7,1-57和1-20表现较好。1.5 mg/kg剂量的2-15可以保护仓鼠感染模型免受病毒攻击,使模型体内病毒滴度降低超过4个数量级,展现了较强的预防效果。③杂交瘤技术筛选:在最近的一项研究中,研究人

员利用小鼠杂交瘤抗体筛选技术,获得了一组抗SARS-CoV-2 RBD的抗体,并将其设计成人免疫球蛋白G1(IgG1)嵌合抗体。在这些抗体中,有6种强效抗体具有较高的亲和力和中和活性,这6种抗体分别为RBD-chAb-1、RBD-chAb-15、RBD-chAb-25、RBD-chAb-28、RBD-chAb-45和RBD-chAb-51。定点突变和竞争结合分析实验进一步表明,这6个抗体结合RBD上三个不同表位,低温电子显微镜显示,抗体RBD-chAb-25和RBD-chAb-45的表位位于向上构象RBD的同一侧。该结构分析表明,RBD-chAb-25和RBD-chAb-45可以同时结合同一RBD,研究者用尺寸排除色谱证实了这一"协同"作用。随后,研究人员在腺相关病毒载体—血管紧张素转换酶(AAV-hACE2)小鼠模型和仓鼠模型中证实了这些抗体的预防作用,而RBD-chAb-25和RBD-chAb-45的鸡尾酒疗法显示出了较为乐观的治疗效果。此外,研究人员证实使用RBD-chAb-15和RBD-chAb-45抗体鸡尾酒治疗可以有效地保护仓鼠免受SARS-CoV-2德尔塔变异株的感染。④SARS-CoV抗体改造:索曲维单抗是S309单抗的衍生物。S309最初是2003年从一个SARS-CoV感染者的记忆B细胞中鉴定出来的,研究者发现该抗体不仅可以中和SARS-CoV,还可以有效地交叉中和SARS-CoV-2活病毒。索曲维单抗通过在S309的F片段上引入LS突变,进而延长S309的半衰期,并且能够改善肺部的组织间分布。冷冻电镜分析显示,S309在棘突蛋白三聚体中RBD处于"上"或"下"的构象时均可以与其结合。但是,由于与RBD上结合的表位与ACE2并不相同,S309与棘突蛋白结合时并不与ACE2竞争。但S309依然具有较强的中和活性,这可能和S309诱导棘突蛋白三聚体交联,依靠空间位阻止病毒粒子聚集有关。

(2)靶向NTD的抗体

靶向S1蛋白的抗体除针对RBD之外,还有一些针对NTD的抗体的研究报道。与靶向RBD的单克隆抗体不同,靶向NTD的抗体并不与ACE2竞争结合,但可以通过阻止棘突蛋白从融合前到融合后的构象变化从而对抗病毒感染。Chi等人报道了第一个SARS-CoV-2 NTD中和抗体4A8,该抗体表现出较强的中和活性,对SARS-CoV-2活病毒的IC_{50}为

0.39μg/mL。Suryadevara等报道了NTD抗体CoV2-2676和CoV2-2489，该抗体通过阻断SARS-CoV-2附着后的膜融合等步骤，保护小鼠免受SARS-CoV-2活病毒的攻击。由于NTD在不同冠状病毒中同源性较低，所以针对NTD的抗体几乎没有由于交叉反应性抗体导致ADE的风险。靶点的不同也使得针对NTD的抗体可以和靶向RBD的抗体联用，形成更有效的抗体鸡尾酒。

(3)靶向S2亚基的抗体

S2亚基对病毒和细胞膜的融合至关重要。S2亚基作为最保守的棘突蛋白亚基，在7种人类冠状病毒的两两比较中，序列相似性为63%～98%，因此是冠状病毒中和抗体和疫苗研究的潜在靶点。由于目前分离的S2抗体的中和能力有限且目前没有体内保护数据报道，靶向S2的抗体是否能够保护机体免受感染还有待确定。

(4)靶向细胞因子风暴综合征的抗体

细胞因子风暴综合征(CSS)是一种不可控的系统性炎症反应，与炎症细胞因子水平的高度升高有关。该症状常由包括治疗、病原体或自身免疫性疾病在内的不同触发因素导致。COVID-19危重患者常有CSS样表现，如高热、急性呼吸窘迫综合征、多器官功能衰竭，甚至死亡等。单独中和CSS时过度产生的炎症因子对于降低COVID-19重症患者的死亡率至关重要。在这里对一些可靶向细胞因子缓解CSS的治疗性的单克隆抗体做一个简单介绍。

①针对白细胞介素-6(IL-6)的单抗：作为CSS的关键中介，IL-6被认为是一个减轻过度炎症、降低高死亡率的潜在有效治疗性靶点。根据IL-6在CSS中的关键作用，一些单抗药物已被考虑用于治疗重症COVID-19患者，包括针对IL-6R的沙利鲁单抗、托珠单抗和乐维利单抗，以及针对IL-6的克拉扎珠单抗、西妥昔单抗和奥妥珠单抗。②针对肿瘤坏死因子(TNF)的单抗：TNF是许多炎症性疾病中重要的细胞因子。与抗IL-6治疗相比，抗TNF治疗已被证明可以下调几种炎症性细胞因子水平，包括IL-1、IL-6和粒细胞-巨噬细胞集落刺激因子(GM-CSF)。此外，COVID-19患者血液和组织中TNF水平也可升高。有早期

临床数据表明抗TNF抗体,如英夫利昔单抗或阿达木单抗可能降低CO-VID-19患者的死亡率。③针对IL-1β的单抗:IL-1β是IL-1家族中三个重要的细胞因子成员之一,还包括与细胞因子风暴特别相关的IL-18和IL-33。在这些细胞因子中,阻断IL-1β具有对抗细胞因子风暴的巨大潜力。虽然IL-1家族在CSS发病机制中的确切作用尚不清楚,但IL-1受体的阻断可能有助于更好地控制炎症过程。卡那单抗是通过竞争结合IL-1I型受体来中和IL-1β的生物活性,目前已经有临床研究开始检测卡那单抗在COVID-19患者中的有效性和安全性。

(5)针对不同靶点的抗体鸡尾酒疗法

到目前为止,已经有两种抗体鸡尾酒疗法获得FDA紧急使用授权,用以治疗轻度至中度新型冠状病毒感染患者。一种疗法是巴尼韦单抗和埃特司韦单抗组合疗法。在一项Ⅱ期临床试验中,这种鸡尾酒组合显著降低了早期中度症状感染者体内的SARS-CoV-2病毒载量。在Ⅲ期临床试验中,1 035名有可能进展为新型冠状病毒重症患者或住院的高危患者使用了巴尼韦单抗和埃特司韦单抗进行了治疗。与安慰剂组(517人)相比,实验组(518人)病毒载量下降更快,COVID-19患者住院或死亡人数也相对减少了70%,并且实验组未出现死亡,安慰剂组出现10例死亡。截至2021年7月1日,该临床试验仍在进行(NCT04497987)。

另外一种获得FDA紧急使用授权的抗体鸡尾酒疗法为REGEN-COV,由卡斯瑞韦单抗联合依米得韦单抗组成。在一项临床试验中,与安慰剂组相比,在治疗后28天内,具有高疾病进展风险的患者使用RE-GEN-COV可以减少与COVID-19相关的住院或急诊就诊率。与安慰剂组相比,抗体实验组鼻咽拭子中的病毒RNA水平降低。此外,该抗体鸡尾酒疗法还同时开展了其他临床试验。如在英国住院患者中开展的Ⅰ期临床开放标签试验(NCT04381936),其他两个在住院和门诊患者中开展的Ⅱ期和Ⅳ期临床治疗试验(NCT04425629,NCT04426695),以及在受感染者的家庭接触者中开展的Ⅲ期预防感染试验(NCT04452318)。

(二) 分子生物学检验在流行性感冒病毒检验中的应用

流行性感冒病毒简称流感病毒,包括人流感病毒和动物流感病毒。

人流感病毒根据其核蛋白的抗原性分为甲(A)、乙(B)、丙(C)三型,均为流感的病原体。其中甲型流感病毒抗原性易发生变异,曾多次引起世界性大流行;乙型流感病毒对人类致病性较低;丙型流感病毒只引起人类不明显的或轻微的上呼吸道感染,很少造成流行。

流感病毒的分子生物学检验内容主要包括病毒核酸检测、病毒的分型、耐药性分析。可对患者的咽拭子、下呼吸道分泌物及血浆中甲型流感病毒RNA进行检测。

1.流感病毒的分子生物学检验

(1)流感病毒核酸检测

目前流感病毒的核酸诊断方法主要有逆转录PCR、实时逆转录PCR、基因芯片、反转录-环介导等温扩增(RT-AMP)等。在逆转录PCR技术基础上,采用荧光标记套式PCR、多重PCR、PCR连接的限制性片段长度多态性分析(RFLP)等可进一步提高检测的敏感性。荧光逆转录PCR有取代常规逆转录PCR的趋势。此外,核酸杂交技术、核酸依赖性扩增(NASBA)技术在流感病毒的检测中也有较好的应用。

(2)流感病毒的分型

两种不同的流感病毒同时感染宿主细胞,新生的子代病毒可获得来自两个亲代病毒的基因节段,成为基因重组病毒,形成新亚型。基因重组只发生于同型病毒之间,是产生甲型流感病毒抗原突变株,引起流感世界大流行的一个重要原因。同时,流感病毒基因组RNA在复制过程中因其RNA聚合酶缺乏校正功能,常常发生点突变,导致产生抗原性变异株的概率大大增加。根据甲型流感病毒表面抗原血凝素(HA)和神经氨酸酶(NA)结构及基因特性的不同可分为若干亚型,至今已经发现甲型流感病毒的HA有16个亚型(H1～H16),NA有9个亚型(N1～N9),它们之间的随意组合可形成多种亚型,各亚型之间无交叉免疫力。

分子生物学技术对于流感病毒分型发挥着越来越大的作用。亚型鉴定常用的方法有核酸杂交、逆转录PCR、多重逆转录PCR、酶免PCR、荧光逆转录PCR、NASBA和基因芯片等,其中逆转录PCR是其他各种方法的基础。在流感病毒的型别鉴别时,扩增的目的片段常常是高度保守的核蛋白和膜蛋白基因编码区：如果用于A型流感病毒的亚型鉴定。设计的引物常常针对编码表面抗原基因5'端和3'端的保守序列。

（3）流感病毒的耐药性分析

目前，特异性抗流感病毒药物主要是包膜蛋白M2抑制剂和NA抑制剂。*M2*基因或*NA*基因的突变是造成流感病毒耐药的主要原因。因此，以*M2*基因和*NA*基因为靶标，通过逆转录PCR方法扩增耐药基因片段后进行核酸测序，利用生物信息软件分析法即可确定与耐药性有关的氨基酸位点。

利用滚环扩增（RCA）技术可以检测单碱基突变。设计针对流感病毒耐药基因*M2*基因和*NA*基因突变位点的环化探针，环化探针与发生单碱基突变的基因特异性结合并被连接成闭合环状，进行滚环扩增技术后可特异性检测甲型流感病毒的耐药基因，单碱基突变位点。

2.流感病毒分子生物学检验的临床意义

（1）早期诊断

流感患者的临床特征、病情发展和预后等具有较大差异，危重合并严重并发症者可导致患者死亡。因此，快捷有效的诊断方法及早期预测患者病情发展的指标具有重要意义。采用荧光定量逆转录PCR方法直接检测患者分泌物中流感病毒RNA，简便快速，较培养法及其他免疫法测定特异抗原和抗体更敏感。

（2）鉴别诊断

可用于与其他呼吸道病原体感染、流行性脑脊髓膜炎、军团病和支原体肺炎等的鉴别诊断，因其早期症状相似，荧光定量PCR法是早期鉴别诊断的最佳方法。

（3）疾病进程检测

通过分子生物学检验流感病毒的核酸，可以预测病情及发展进程。当病毒侵入血液并发病毒血症时，血浆中可检测到病毒RNA。血浆中甲型流感病毒RNA阳性可作为病情进展为重症或危重症的标志。

（4）病毒亚型的检测

通过病毒核酸检测，可以检测出流感病毒的具体亚型，对流感病毒的鉴定、流感的流行病学及流感病毒抗原变异的研究等都具有十分重要的作用。

二、细菌感染性疾病的分子生物学检验

在感染性疾病中,除了病毒感染性疾病外,另一大类就是由细菌感染导致的细菌感染性疾病。细菌感染性疾病的分子生物学检验是指利用分子生物学方法对病原菌的特异性生物大分子(DNA、RNA 及特异性蛋白质分子)进行检测,为疾病的诊断、治疗提供信息。与传统方法相比,细菌感染的分子生物学检验在以下各方面出显示巨大的优势:①适用于检测不能或不易培养、生长缓慢的病原菌。②通过扩增细菌基因组的保守序列(如 16S rRNA 基因等),可以实现对感染细菌的快速检测。③可以对细菌进行基因分型,有利于病原菌的鉴定及分子流行病学调查。④检测病原菌耐药基因,为细菌感染性疾病的临床诊治、疗效评价提供科学依据等。

病原菌的分子生物学检验技术主要包括 PCR、定量 PCR、核酸分子杂交、DNA 测序及基因芯片技术等。近年来,脉冲场凝胶电泳(PFGE)、随机引物扩增多态性 DNA 分析、基质辅助激光解吸电离飞行时间质谱(MALDI-TOF-MS)技术及变性高效液相色谱(DHPLC)等一系列新技术也已逐步应用于病原菌的分类鉴定及基因分型。

(一) 细菌感染的广谱分子生物学检验

近年来,微生物基因组学、蛋白质组学等基因研究的深入,以及有关核酸和蛋白质等生物大分子的高灵敏度检测技术的建立,为病原菌的检测提供了新的方法。通过细菌基因组保守序列或特异性蛋白质分子的检测,可以快速、准确地检测病原菌。对于临床细菌感染的及时诊断及有效治疗具有重要意义。下面主要介绍目前应用较为成熟、广泛的 16S rRNA 基因序列分析和基质辅助激光解吸电离飞行时间质谱(MALDI-TOF-MS)等技术在细菌感染的广谱分子生物学检验中的应用。

1.16S rRNA 基因序列分析鉴定细菌

(1)16S rRNA 基因的结构特征

16S rRNA 基因编码原核生物核糖体小亚基 rRNA(16S rRNA),长度约 1 500 bp,存在于所有细菌及衣原体、立克次体、支原体、螺旋体、放线菌等原核生物的染色体基因中,不存在于病毒、真菌等非原核生物体内。其序列包含 10 个可变区和 11 个保守区,保守区为所有细菌共有,细菌间无差别;可变区因细菌而异,变异程度与细菌的系统发育密切相关。

(2)16S rRNA 基因序列分析鉴定细菌的原理

16S rRNA 基因被称为细菌的"分子化石"。目前,几乎所有病原菌的 16S rRNA 基因测序均已完成,常被选择为细菌分类鉴定的靶基因。16S rRNA 基因作为细菌分类鉴定的靶基因具有 3 个优点。①多拷贝:这使得针对该基因的分子生物学检验具有较高的灵敏度。②多信息:由可变区和保守区组成,可设计保守区的通用引物检测所有细菌,又能利用可变区序列检测特有细菌。③长度适中:长度约为 1 500 bp,既能反映不同菌属之间的差异,又能利用测序技术较易得到其序列。基于16S rRNA 基因设计通用引物,通过 PCR 扩增即可判断细菌的存在与否。通过对扩增产物序列分析,包括测序及对可变区进行分子杂交,可鉴定病原菌种类。目前本方法已被应用于新生儿败血症、新生儿化脓性脑膜炎及慢性前列腺炎等细菌感染性疾病的检测。

(3)细菌 16S-23S rRNA 基因序列分析鉴定细菌

在利用细菌 16S rRNA 基因进行分类鉴定时,由于某些细菌种间差异较小,即使表型不同的细菌也有着相同的 16S rRNA 基因序列(如大肠埃希菌与志贺氏菌、炭疽芽孢菌与蜡样芽孢杆菌等),这就限制了 16S rRNA 基因序列分析在临床上的广泛应用。近年来,细菌 16S-23S rRNA 基因也被选为靶基因,16S-23S rRNA 基因是位于 16S rRNA 基因与 23S rRNA 基因之间的区间序列,具有高度变异性及相对保守性。16S-23S rRNA 基因区间的进化率要比 16S rRNA 基因高 10 倍。因此 16S-23S rRNA 基因区间具有更适合区分不同细菌的特点,它不但可以用于菌种间的鉴别,还可以用来分辨 16S rRNA 基因不能鉴别的非常接近的菌种和种内菌株。

（4）存在的主要问题

在利用细菌16S rRNA基因进行鉴定时，由于使用的是通用引物，这就要求在实验过程中要严格控制细菌污染，保证各环节的无菌操作，从而提高诊断的准确性和可靠性。此外，标本前处理是鉴定临床标本中病原微生物16S rRNA基因的最主要技术难点，如果标本前处理未能去除干扰因素和提取到足量的核酸，将导致实验失败。国内外亦有对体液标本直接进行基因鉴定的报道，但大部分都仅限于脑脊液、玻璃体和关节液等干扰因素小的标本。

2.基质辅助激光解吸电离飞行时间质谱技术鉴定细菌

随着MALDI-TOF-MS技术的不断发展与成熟、数据处理和图谱识别分析软件的开发应用及大型微生物蛋白指纹质谱图数据库的建立与完善，MALDI-TOF-MS被广泛应用于各种微生物，特别是细菌和真菌的鉴定。

（1）用于细菌鉴定的目标分析物

理论上，任何具有种属特异性的信息都可用于细菌鉴定。适用于MALDI-TOF-MS分析的标志物包括蛋白质、脂类、多糖等。目标分析物的选择要综合考虑其特异性、含量丰度，以及在不同生长环境、周期下的变异程度及结构稳定性等。由于蛋白质在细菌体内含量高，种类及结构相对稳定，且大多数蛋白质分子量处于MALDI-TOF-MS分析的范围，因此目前多采用蛋白质作为标志物。受管家基因调控且丰度较高的特异性保守蛋白——核糖体蛋白，受外部环境压力影响较小，是基于MALDI-TOF-MS进行细菌鉴定的主要标志物。

（2）MALDI-TOFMS蛋白质量指纹图谱

MALDI-TOF-MS鉴定细菌主要依据以下指标：①MALDI质谱图中一个质谱峰代表一种蛋白质。②不同种类微生物的蛋白质质谱峰谱（质荷比及丰度）在可检测质量范围内存在差异。③某些质谱峰具有可识别的属、种特异性，甚至存在亚种或血清型差异。④在相同的培养条件及操作条件下，标志物具有良好的重复性。蛋白质质谱图存在种属特异性及可重现性是基于MALDI-TOF-MS的微生物鉴定的基础。一般而言，保守性核糖体蛋白谱差异在属水平较为明显,在种及以下水平这种差异越来越小,进行种内微生物鉴定时,可能导致错误结果。因此,鉴定微生物应充分利用特异性蛋白质(标志物)和非特异性蛋白质信息。实际运用时多依据分子量在 2 000~20 000 的全蛋白质质谱图,即蛋白质量指纹图谱(PMF),将受检微生物 PMF 与数据库中已知微生物 PMF 进行比对,即可得到鉴定结果。

进行质谱分析前,一般需对标本进行分离、培养,以富集分析物。根据样品来源及分析成分不同,可采用不同方法分离、富集目标分析物,同时尽可能去除干扰物。菌落样品也可以不经任何处理,直接挑取菌落涂板用于质谱分析。

虽然 MALDI-TOF-MS 在向生物鉴定领域显示了巨大优势,但该技术在许多方面仍有待发展。第一,进行质谱分析前对细菌进行分离培养仍是必不可少的步骤。目前的数据分析系统仍难以准确识别微生物混合物。第二,虽然质谱分析本身具有很高的灵敏度,但相对于临床患者样本中的带菌量、样本成分的复杂性,其灵敏度还不足以对临床样本进行直接检测。因此,质谱分析前仍需进行微生物分离、培养,以提高鉴定正确率及重现性。第三,由于种及种以下蛋白质标志物差异越来越小,基于 MALDI-TOF-MS 的微生物鉴定系统的鉴别能力存在一定的局限性,主要表现在微生物鉴定系统对进化过程中某些具有较近亲缘关系的微生物存在交叉或错误鉴定,对大多数菌株不能进行亚种、血清型鉴定,在微生物耐药性、细菌毒力及药物敏感性检测方面还存在明显不足。第四,同一鉴定系统对不同种类微生物鉴定的正确率变异较大,需不断完善数据库,提高鉴定重现性。

(二) 结核分枝杆菌

结核分枝杆菌(MTB)简称结核杆菌(TB)。早在1882年,德国微生物学家罗伯特·科赫就已证明它是结核病的病原体,并因此获得1905年诺贝尔生理学或医学奖。结核分枝杆菌可侵犯全身各器官,但以肺部感染最多见。20世纪中叶以来,各种抗结核药物相继问世,加之人们生活水平的提高和卫生设施的改善,特别是开展了群防群治、儿童普遍接种卡介苗之后,结核病的发病率和死亡率一度大幅下降。20世纪80年代后,由于艾滋病和结核分枝杆菌耐药菌株的出现、免疫抑制剂的应用、吸毒、贫困及人口流动等因素,结核病在沉寂了一段时间后又"死灰复燃",全球范围内结核病的疫情骤然恶化,这给结核病控制工作带来新的挑战。据WHO统计,全世界约每3个人中就有1个人感染结核分枝杆菌,某些发展中国家成人结核分枝杆菌携带率高达80%,其中5%~10%的携带者可发展为活动性结核病,每年约有800万新病例出现,至少有300万人死于该病。中国每年死于结核病的人约25万,是其他各类传染病死亡人数总和的两倍多。因此。结核病又成为威胁人类健康的全球性卫生问题,并成为某些发展中国家和地区,特别是艾滋病高发区人群的首要死因。

1.结核分枝杆菌的核酸检测

长期以来,结核病的实验室诊断主要依赖痰涂片染色镜检法和培养法。痰涂片染色镜检法具有简便、快速、成本低等优点,但其敏感性较低,受痰中细菌数量影响较大,且容易受到人为等外界因素的干扰。培养法是结核病病原学诊断的"金标准",精确可靠,特异性高,但所需时间较长,一般为4~8周,还需要培养箱等设备,且耗费人力资源较多。近年来,随着分子生物学理论和技术的发展,结核分枝杆菌的耐药机制及耐药的分子基础大部分已被阐明,建立了快速检测结核分枝杆菌及耐药基因的方法,为结核分枝杆菌快速药物敏感性试验开辟了一条新的途径。常用的技术有PCR技术、荧光定量PCR技术、基因芯片技术、线性探针杂交法(LPA)、Xpert技术、DNA环介导等温扩增(LAMP)技术等。

(1)PCR技术

PCR技术具有快速、特异性强和敏感性极高等特点。可从标本中直接检出结核分枝杆菌DNA,对不能或难分离培养的结核分枝杆菌尤为适用。但常规PCR的产物须电泳检测,容易交叉污染产生假阳性。

(2)荧光定量PCR技术

荧光定量PCR技术有敏感性高、特异性高及简便、快速等优点,并且克服了常规PCR易交叉污染的缺点,特别适用于难以培养与生长缓慢的结核分枝杆菌的检测。

（3）逆转录PCR技术

由于普通的分子生物学检验方法是基于对结核分枝杆菌DNA的扩增，对结核分枝杆菌活菌或死菌的检测结果都会是阳性，无法鉴定死菌和活菌。细菌mRNA半衰期很短，因此结核分枝杆菌mRNA被认为是活菌检测的理想分子标志物。但因其对样本处理要求较高，目前仍难以在临床上推广应用。

（4）链替代扩增技术

链替代扩增（SDA）技术是一种基于酶促反应的DNA体外等温扩增技术，采用SDA技术检测结核分枝杆菌时，以IS6110和16SrRNA基因为扩增靶点，方法特异性较好。

（5）线性探针杂交法

线性探针杂交法利用生物素标记的引物，特异性扩增结核分枝杆菌的靶序列，将标记有生物素的扩增产物与固定在薄膜检测条上的特异性寡核苷酸探针反向杂交，加入标记有碱性磷酸酶的链霉亲和素，与杂交产物上的生物素结合，最后加入显色底物，检测结核分枝杆菌。

（6）DNA环介导等温扩增技术

LAMP技术具有快速、简便、准确、特异性高的特点，而且还彻底解决了"气溶胶"的干扰，实现了扩增后不开盖判读检测结果，有效避免了交叉污染，同时还保护了试验人员和环境的安全。由于该方法利用了核酸扩增，因此极大地提高了灵敏度，通过荧光染色直接目测比色就可以得到清晰的反应结果，缩短了结核分枝杆菌的检测时间，不需要长时间的温度循环及PCR仪等昂贵的仪器。适合各级医疗、防疫机构使用，可作为肺结核病患者早期诊断和鉴别诊断的重要依据。应用LAMP技术检测结核分枝杆菌时，应同时进行培养并做菌型鉴定、药物敏感试验。

（7）基因芯片技术

基因芯片技术检测结核分枝杆菌主要是以结核分枝杆菌16S rRNA基因和耐药基因为检测对象。基因芯片由于具有高通量的优势，可以实现对结核分枝杆菌分类鉴定及耐药基因的快速检测，但检测成本较高及仪器设备昂贵限制了其临床应用。

（8）Xpert全自动结核分枝杆菌检测技术

该技术由美国加州一家公司开发,其生产的Xpert MTB/利福平（RIF）检测试剂盒运用的是一种全自动核酸扩增与检测技术,该方法以半巢式荧光定量PCR技术为基础,能够直接从患者痰液中同时检测结核分枝杆菌以及利福平耐药基因rpoB,整个检测过程自动化,时间不超过2 h。2010年,WHO认可推荐了Xpert MTB/RIF检测技术在结核病防治规划中的应用,并于2011年发布了相关指导性文件。Xpert MTB/RIF技术被认为是目前最先进的一种检测结核分枝杆菌及其耐药性的方法。

2.结核分枝杆菌耐药的分子机制

结核分枝杆菌抵制药物活性的机制大致有三种类型:降低细胞膜的通透性,产生降解或灭活酶类,药物靶位的改变。首先结核分枝杆菌被其特有的、高疏水性的细胞壁保护,大大降低了化合物的渗透性,构成了结核分枝杆菌对药物的第一道防线。其次,在结核分枝杆菌中发现了活跃的药物外排系统,使药物降解或使酶以及与这些功能相关的基因失活。遗传学的研究表明,结核分枝杆菌产生耐药性的根本原因在于基因突变。目前对结核分枝杆菌耐药分子机制的研究主要集中在药物的作用靶位及其相关基因的突变上。

3.结核分枝杆菌的耐药基因检测

近年来,结核分枝杆菌耐药性问题日趋严重,对其耐药基因的检测在结核病的治疗中有着举足轻重的作用。寻找一种简便、快速、准确的耐药性检测方法成为许多结核病科研工作者的重大课题,也是临床实践检验中急需解决的问题。结核分枝杆菌分子生物学检验研究主要集中在结核病的诊断、结核分枝杆菌耐药性的测定、结核分枝杆菌菌型鉴定等方面。耐药基因检测的三个步骤如下。

①DNA样品的制备。②PCR扩增已知与耐药性有关的基因片段。③扩增产物的耐药基因分析。结核分枝杆菌耐药基因鉴定方法不仅能用于细菌基因突变的检测,而且能够确定其突变的部位与性质,是检测基因突变的最可靠的方法。

三、医院内感染的分子生物学检验

(一) 医院内感染的概念及特征

医院内感染是指住院患者在医院内获得的感染,包括在住院期间发生的感染和在医院内获得而出院后发生的感染,但不包括入院前已开始或入院时已存在的感染。医院内感染的对象包括住院患者、医院工作人员、门急诊就诊患者、探视人员和患者家属等,主要是住院患者和医院工作人员。

自从1861年Semmelweis首先提出医院获得性感染以来,医院内感染越来越受到医务人员的重视。医院内感染有着较高的发病率和病死率,严重威胁着患者的健康和预后。我国每年大约有500万住院患者发生医院内感染,直接经济损失为100亿~500亿元。

各种微生物都可引起医院内感染的发生,其中细菌最为常见,特别是多重耐药菌的感染日益增加,这已成为感染控制领域的一大难题和关注焦点。

(二) 医院内感染的分子生物学检验

要明确医院内感染的流行病学情况和建立合理的感染控制措施,必须了解院内病原菌分布和亲缘关系。细菌分型方法大致分为表型和基因型两种。传统的分型方法大多基于细菌的表型特征。如细菌的血清型、抗生素敏感谱等,这些方法受多种因素的影响,使其重复性不好、分辨力不强。

近年来,分子生物学检验技术在实验诊断中的广泛应用,使得细菌鉴定、耐药基因检测、分子流行病学调查更加准确、简洁和快速。在判定感染的暴发、确定感染病原菌、寻找感染源等方面起着重要的作用。

通常在下列前提条件下才采用基因型方法:怀疑与感染暴发相关的菌株可能是单一菌株或克隆菌株;有亲缘关系的菌株有相同的基因型,且与无关的菌株有不同的基因型。由于菌株可发生基因突变、质粒获得等遗传事件,所以在进行分析时应充分考虑这些情况,选择合适的分型方法,以便得出正确的结果。医院内感染中常用的基因型方法有以下几种。

1.脉冲场凝胶电泳

染色体DNA是细菌最主要的遗传物质,也是分析研究的首选对象,如用稀有位点的限制酶来消化它,就会产生一系列大小不同的片段。通过脉冲场凝胶电泳(PFGE)周期性改变电场方向,就可使这些大的DNA片段得以分离。一般情况下,暴发株间的PFGE图谱极其相似,比较容易辨认。当染色体发生点突变、DNA插入或缺失等遗传事件时,就会改变其条带图谱。PFGE具有重复性好、分辨力强的优点,被誉为基因分型技术的"金标准"。随着方法的不断优化,该技术已适用于许多常见病原体的流行病学调查和耐药克隆菌传播机制的研究,同时还作为评判其他分型方法的一个参考标准。

2.PCR分型方法

(1)PCR产物的限制性片段长度多态性分析

PCR产物的限制性片段长度多态性(PCR-RFLP)分析是基于细菌DNA上存在特异性的基因区域,采用相应的引物进行扩增之后,加入限制酶酶切,并进行电泳分离。如不同菌株所形成的图谱完全相同,说明其来源于共同的克隆。优点在于有很高的分辨力和重复性。但寡核苷酸引物的种属特异性限制了该方法的使用范围。

(2)扩增限制性片段长度多态性分析

扩增限制性片段长度多态性(AFLP)技术的原理是对基因组DNA进行限制性酶切片段的选择性扩增,然后用双链人工接头与酶切片段相连接,并作为扩增反应的模板,通过接头序列的PCR引物进行选择性扩增,再电泳分离。不同的菌株之间由于基因组的序列差异,酶切时产生的片段长度不尽相同,通过扩增便能将片段差异显示出来,从而表现出带型的多样性。AFLP图谱可以标准化,便于实验室间的相互比较;与PFGE相比,AFLP分型DNA用量少,无须特定的内切酶,费时短。但是该方法所用仪器比较贵,限制了该方法的普及。

(3)重复序列PCR

重复序列PCR(Rep-PCR)是一种通过扩增细菌染色体中的重复DNA片段来获得菌株特异性图谱的方法。目前,最常用的两种重复片段为基因外重复回文序列(REP)和肠杆菌基因间重复序列(ERIC),扩增时可以使用其中一种的单一引物或一对引物,也可选用多组复合引物。REP与ERIC对菌株的分辨力相似,如同时使用REP和ERIC引物进行扩增,可增强其分辨力。目前,法国生物梅里埃公司的DiversiLab系统是应用Rep-PCR原理结合微流体电泳技术进行细菌分型。它利用DNA片段与一种插入染色剂结合,并用激光激发分离的片段,产生一个随时间变化的荧光强度图,再将其翻译成样品的指纹图谱。该系统简便、快速、重复性好,并已商品化。

(4)随机扩增多态性DNA分析

随机扩增多态性DNA(RAPD)技术是建立在PCR基础之上的一种可对整个未知序列基因组进行多态性分析的分子技术。其原理是人工随机合成的DNA引物,在低温退火条件下,与基因组DNA上的若干位点结合,当相邻的两个引物结合在DNA同一片段上时,若方向相反,且距离在几千个碱基对之内时,就可得到扩增片段。由于在同种细菌的不同菌株之间与随机引物结合位点的数量和位置不尽相同,因此扩增后产物所产生的条带图谱也有着各自的特征,进而加以区别。该方法相对简便、快捷,无须了解待测基因组的碱基序列,不受DNA限制酶的限制。但不同的实验条件对结果有影响,因此必须对实验条件进行严格控制,确定最佳反应条件。

3.核苷酸序列分析法

细菌基因组测序的完成,加快了以测序为基础的分型方法的发展。这些方法主要针对单个或多个染色体位点进行碱基测定,具有很好的重复性和可比性,能提供高度统一的标准和解释,是一种很具潜力的方法。

(1)单位点序列分型

单位点序列分型(SLST)是根据来源于相同种属的不同菌株间存在特殊区域(如毒力基因、致病基因、耐药基因等)的序列差异进行的序列分析方法。目前,SLST方法主要用于研究金黄色葡萄球菌A蛋白(SPA)基因中多肽性的特殊区域。该方法简便,易于掌握,结果的解释也比其他基因型方法(如PFGE)好。当限制性酶切或PCR方法不能有效地检测菌株间的遗传差异时,该方法可以作为其分型的辅助手段。

（2）多位点序列分型

多位点序列分型（MLST）是在多位点酶电泳基础上衍生出来的一种分型方法,主要通过对多个管家基因进行测序,比较不同样品的等位基因多样性。

MLST高度自动化,可进行不同实验室的数据比较,有利于全球范围内流行病学的比较与分析。但该技术要求预先知道待测微生物的基因组序列,以便推测出该物种的决定基因,并进行合理的引物设计,同时所需费用较高。目前,MLST已成功地用于多种病原菌的流行病学调查研究。各实验室可通过自己所得的序列与已公布的MLST药据库进行比较分析,从而使流行病学调查和临床诊断变得更加快捷和准确,并能及时采取有效的控制措施。

任何分型方法都不能单独作为菌株相关性判断的绝对指标。从理论上讲,分析染色体DNA上核苷酸序列是最为精确的分型方法,但核苷酸序列分析方法还在起步阶段,需进一步发展与完善。在医院内感染的调查中应结合流行病学资料,根据实际情况选择两种或多种方法鉴别菌株,提高细菌分型的分辨力及结果的可靠性。总之,基因分型方法已成为医院内感染监测、控制及治疗的强大工具,有着很好的应用前景。

第三节　遗传性疾病的分子生物学检验

目前为止已发现的遗传病有4 000多种,其主要病因有基因缺失,DNA突变,单个或少数核苷酸缺失、插入或置换而造成的基因不表达或表达水平低下,或导致RNA加工、成熟和翻译异常或无功能mRNA。基因诊断技术是最有力的检验手段。

一、血红蛋白病的检验

血红蛋白是一种色素蛋白,由珠蛋白和血红素结合而成,1个珠蛋白分子又由4条肽链构成,每条肽链和1个血红素结合,形成1个血红蛋白亚单位。4个亚单位聚合成一个血红蛋白四聚体,所以,血红蛋白的结构有四级水平。

一级结构:由氨基酸形成的多肽链,氨基酸的排列有严格的顺序。

二级结构:肽链上氨基酸的侧链相互吸引或排斥,使肽链按一定方式形成螺旋结构。

三级结构:螺旋形肽链进一步相互靠拢和折叠,构成一定的三维空间构型。

四级结构:4条折叠的多肽链按一定的空间关系聚合成四聚体,形成一个血红蛋白分子。

构成血红蛋白的珠蛋白肽链有7种,包括 α、β、$A\gamma$、$G\gamma$、δ、ε、ζ。$A\gamma$ 和 $G\gamma$ 是 γ 肽链的两个亚型,两者仅有一个氨基酸的差别,$G\gamma$ 的136位氨基酸是甘氨酸,$A\gamma$ 的136位氨基酸是丙氨酸。α 链有141个氨基酸残基,其余的几个肽链都有146个氨基酸残基。控制珠蛋白合成的基因叫作珠蛋白基因。珠蛋白基因已能从人类基因组中分离出来。现已证明 α 基因在16号染色体上,一般每条染色体上有2个 α 基因。

异常血红蛋白病是指编码血红蛋白的基因异常而发生的一类遗传性贫血。血红蛋白变异有两种情况:一种是1条肽链上某一个或几个氨基酸变异,另一种是由于某一种肽链合成不足,导致个体发育的不同阶段血红蛋白组合比例异常。这两种情况都是由基因突变引起的。

(一) 珠蛋白生长障碍性贫血

珠蛋白生长障碍性贫血也称地中海贫血(简称地贫),是一种遗传性溶血性贫血病,是世界上最常见和发病率最高的一种单基因遗传病。在我国南方地区常见,广东、广西、贵州、四川等省(自治区)发病率较高。地中海贫血是由于基因突变,造成珠蛋白基因转录、转录后加工及翻译等障碍,使珠蛋白 α 链或 β 链合成不足或缺乏造成的。

1.α珠蛋白生成障碍性贫血

人类 α 珠蛋白基因位于第16号染色体短臂末端(16p13.33),全长约30 kb,α 基因共有两对,每条16号染色体上有2个基因,人类基因组共有

4个α基因。地中海贫血临床表现与α基因突变数有关,即由于α基因缺陷不同,产生四种不同类型的α地中海贫血。①α地中海贫血1:两个α基因有缺失。②α地中海贫血2:缺失一个α基因。③血红蛋白H病:三个基因有缺陷,为α地中海贫血1与α地中海贫血2患者婚配时产生的疾病。④胎儿水肿综合征:4个基因缺陷,为α地中海贫血1患者之间婚配产生的疾病。目前常用的分子生物学检测项目主要有以下2类:

(1)检测α珠蛋白基因的缺失和碱基突变

①液相杂交法:是用放射性核素标记的α珠蛋白DNA探针和从羊水细胞提取的DNA进行液相杂交。②限制性内切酶酶谱分析法:结合使用多种限制性内切酶,通过综合分析多种酶单切及不同组合的多种酶同时切割所得到的限制性片段大小来确定各种酶的酶切位点及其相对位置。酶和图谱的使用价值依赖于它的准确性和精密度。③限制性内切酶长度片段多态性连锁分析法:是在限制性内切酶酶谱分析法基础上新近发展起来的一种技术。④常规PCR法。

(2)裂口PCR

裂口PCR检测可区分α地中海贫血1、α地中海贫血2和胎儿水肿综合征。

应用裂口PCR技术可直接检测α1基因和α2基因,区分它们在个体缺失的杂合子和纯合子,在基因水平上直接对α地中海贫血患者进行基因型分型诊断,也可作为临床普查的措施。该方法有快速简便、易于判别、结论可靠的优点。特别是胚胎发育早期,α珠蛋白基因缺失的胚胎中尚无血红蛋白H和Bart蛋白,用蛋白电泳方法难以进行α地中海贫血检测,其他一些有效的方法又不够方便,此时PCR技术更合适对α地中海贫血基因进行分型诊断,并指导重症患者人工流产,它可以算是预防疾病、提高我国人口素质的有效措施之一。

2.β珠蛋白生成障碍性贫血

β珠蛋白生成障碍性贫血是由于存在基因突变或个别核苷酸的丢失或插入,造成β链合成不足,或是全缺失引起的疾病。人类β珠蛋白的基因簇位于11号染色体短臂上,包括3个外显子和2个内含子,全长总共约 1.7 kb,基因排列顺序为 5'-8-Gγ-Aγ-Ψβ-δ-β-3'。β 珠蛋白生成障碍性贫血与 α 珠蛋白生成障碍性贫血在分子基础上有差异,β 珠蛋白的基因缺陷主要是点突变所致,基因缺陷性很少。这些基因突变往往可涉及基因的限制酶识别点,因此可用限制性内切酶长度片段多态性连锁分析法、杂交法和 PCR 技术直接检测。

(二) 镰状细胞贫血

镰状细胞贫血属于异常血红蛋白病,其分子基础是 β 珠蛋白基因的第 6 位密码子发生 GAG—GTG(即 AT)的转单个碱基实变,使血红蛋白 S 代替正常的血红蛋白 A。目前 PCR 扩增后限制性内切酶分析已被普遍应用于该疾病的基因诊断。

二、血友病

血友病是一组遗传性凝血因子Ⅷ、Ⅸ和Ⅺ基因缺陷、基因突变、基因缺失、基因插入等导致内源凝血途径或凝血原酶的功能障碍所引起的出血性疾病,包括血友病 A、血友病 B、因子Ⅺ缺乏症(或称血友病 C)。血友病 A 是由血浆凝血因子Ⅷ基因缺陷所致,该基因全长 186 kb,由 26 个外显子和 25 个内含子组成,位于 X 染色体长臂末端。血友病 B 是由凝血因子Ⅸ缺失或凝血活酶失活而导致的凝血障碍。凝血因子Ⅸ基因全长 34 kb,由 8 个外显子和 7 个内含子组成。现代分子生物学诊断主要依赖 PCR 技术结合限制性内切酶片段长度多态性分析和 Southern 印迹杂交法。

PCR 技术结合 RFLP 可对血友病 A 携带者诊断和对高危胎儿进行产前诊断。该方法操作简便,重复性好,不用放射性核素,较印迹杂交法快速,特别是所需基因组 DNA 量少,更适于取材量少的胎儿产前诊断。目前对重症患者尚无满意的治疗方法,因此对该病进行有效的遗传检测,防止患儿出生是十分必要的。

三、苯丙酮尿症

苯丙酮尿症是由于编码苯丙氨酸羟化酶的基因突变导致苯丙氨酸羟化酶表达缺失,使苯丙氨酸不能转变为酪氨酸而导致高苯丙氨酸血症,而引起的以智力发育障碍为主要临床表现的常染色体隐性遗传疾病。人类苯丙氨酸羟化酶基因位于12号染色体的长臂上,全长90 kb。

该病的基因诊断常采用PCR技术结合特异寡核苷酸探针斑点杂交和结合限制性内切酶片段长度多态性分析法。也可采用单链DNA构象多态性分析法和差异显示反转录PCR技术进行未知点突变的检测。

四、视网膜色素变性

原发性视网膜色素变性是由于视网膜感光细胞和色素上皮细胞变性而导致进行性视野丧失和夜盲的一组遗传性视网膜疾病。根据其不同的遗传方式可分为三类:①常染色体显性遗传型。②常染色体隐性遗传型。③性连锁隐性遗传型。基因诊断根据不同类型可采用不同的PCR技术结合限制性内切酶片段长度多态性分析法。

五、进行性肌营养不良症

进行性肌营养不良是常见的性连锁隐性遗传病,由X染色体Xp^{21}同抗肌萎缩蛋白基因的不同突变引起。大多数患者是由该基因缺失引起,因此,对该病的诊断主要是对抗肌萎缩蛋白的基因缺失的诊断。

抗肌萎缩蛋白的基因位于$Xp^{21.1\sim21.3}$,由79个外显子及其相应的内含子约2 300 kb组成,是人体中最为庞大的基因之一,1 397 kb的mRNA中11.3 k序列为抗肌营养不良蛋白编码,该蛋白含3 685个氨基酸残基。目前探明的基因突变包括:①基因部分缺失。②基因部分重复。③基因内连接片段的形成。④碱基置换。

基因诊断的方法主要有:

(一)基因组DNA探针法

用从Xp^{21}区不同部位分离到的多种DNA探针,如P84、XJ1.1、P87、Jbir、P20等,直接进行相应的内切酶酶谱分析。

(二)PCR结合单链构型多态性分析法

常用以检测非缺失型家系中的点突变。

(三) 差异显示反转录PCR法

可在mRNA水平上检测基因缺失,可检测出由点突变造成的差异。

(四) 多重PCR法

用多重PCR检测热点区DNA片段。

六、脆性X综合征

脆性X综合征是最常见的X连锁智力低下综合征,因与X染色体上的脆性位点有连锁而得名。目前认为,脆性X综合征的分子学基础是脆性X信使核糖核蛋白-1(FMR-1)基因的5′端GGG的重复序列过度增加和相邻区域的异常甲基化。

七、性别发育异常

性分化过程包括生殖转化、内外生殖器官的发育与成熟及性别特征的表达。哺乳动物胚胎发育过程中,雌性表型不需要任何调节,而雄性表型的形成是多因素决定的。其中位于Y染色体短臂上决定性别的基因是影响表型最重要的因素,它位于Y染色体短臂末端IAIA区,靠近假常染色体配对区的交界处。决定性别的基因的缺失或易位导致46,XY核型个体发育成女性表型;46,XX核型个体发育成男性表型。可应用PCR结合单链构型多态性分析法进行检测。

八、葡萄糖-6-磷酸脱氢酶缺乏症

葡萄糖-6-磷酸脱氢酶(G-6-PD)缺乏症是一种伴性不完全显性遗传病,突变基因位于X染色体,故女性纯合子和男性杂合子G-6-PD基因缺陷者才有临床表现。G-6-PD基因表现为多态性,有近300种变异型,已有40个基因点突变已被确定。

C_1和C_2两种异常最为普遍。C_1是G-6-PD基因的cDNA中核酸1376相应位点的碱基发生G—T突变,而致该酶的氨基酸发生Arg-Leu(精—亮)的改变。C_2是G-6-PD基因的cDNA中核酸1388相应位点的碱基发生G—A突变,氨基酸残基发生Arg-His(精—组)的改变,引起酶结构发生变化导致红细胞内磷酸戊糖旁路代谢障碍,使还原型烟酰胺腺嘌呤二核苷酸磷酸(NADPH)减少,还原型谷胱甘肽减少。一般情况下,G-6-PD基因缺陷不一定引起红细胞破坏,但在某些因素作用下,如服用氧化性药物,可引起血管内溶血。

G-6-PD基因缺陷属点突变,可在PCR技术扩增后采用斑点印迹杂交、限制性内切酶酶谱分析法及直接测序,检测点突变基因。也可采用差异显示及反转录PCR技术,检测及发现新基因。

九、α₁-抗胰蛋白酶缺乏症

α_1-抗胰蛋白酶缺乏症是一种常染色体隐性遗传病,是因为基因表达缺陷致使α_1-抗胰蛋白酶缺乏所致。α_1-抗胰蛋白酶基因位于第14号染色体,长12.1 kb。该基因具有很高的多型性,设计不同的引物,可用PCR技术对其进行检测并分型。

第四节　肿瘤的分子生物学检验

肿瘤是一种多原因、多阶段及多次突变所致疾病。近年来许多学者在分子水平上不断探究,认识到肿瘤的发生、发展和演变均与基因表达变化密切相关,因此,基因诊断在肿瘤的临床应用方面具有重要价值。

一、染色体易位与融合基因的检测

肿瘤细胞的染色体数目与结构的改变是细胞遗传学和分子生物学的基础。在造血系统的肿瘤中,大多数白血病都有特殊的染色体易位,易位与白血病发病和分型有明确的关系,同时由染色体易位而产生的融合基因更具有普遍意义及临床应用价值。

BCR-ABL融合基因是白血病特有的分子标志,对白血病的诊断和微小残留病变的检测,以及发病机制和预后判断具有重要意义。

(一)慢性髓细胞白血病的检测

慢性髓细胞性白血病(CML)患者出现的Ph染色体,是由染色体易位而产生的,即 t(9;22)(q34;q11)异位。9 号染色体上 ABL 原癌基因,易位至 22 号染色体的断裂点集簇区(BCR)上,形成 BCR–ABL 融合基因。该融合基因表达后产生嵌合 8.5kb 的转录子。检测 BCR–ABL mRNA 常采用反转录 PCR 技术。

BCR 和 ABL 基因的融合是 CML 最重要的分子学标志,以 BCR–ABL mRNA 作为 CML 恶性变克隆标志可以鉴别正常或白血病细胞,以诊断疾病并监测骨髓移植或化疗后的微量残留病。

(二) 急性早幼粒细胞白血病的检测

急性早幼粒细胞白血病(APL)的特征性染色体异常为 t(15;17)(q22;q21)易位,涉及髓系细胞基因(PML),又名早幼粒细胞基因,和维 A 酸受体 α 基因(RARα)的重排,形成了 RARα/PML 和 PML/RARα 两种融合基因,转录出 RARα/PML 和 PML/RARα 两种融合 mRNA,从断点转录而来的 RARα/PML 和 PML/RARα 融合 mRNA 已被克隆和鉴定,使采用逆转录 PCR 技术检测急性早幼粒细胞白血病残存细胞成为可能。

逆转录 PCR 检测急性早幼粒细胞白血病的融合 mRNA,可用于缓解其微量残留白血病细胞的检测,以了解残存白血病细胞是否清除完全,评价新药治疗方法,以及急性早幼粒细胞白血病的诊断、治疗和疾病复发的预测,具有普及推广应用价值。

二、癌基因和抑/抗癌基因的检测

(一) 癌基因的检测

癌基因是指能参与或直接导致正常细胞发生癌变的任何基因序列,目前已知的癌基因有 60 多种,共 90 多个。

1. 病毒癌基因

1968 年,Duesberg 于 Rous 肉瘤病毒基因组中首次发现一种能诱导宿主细胞转化的 RNA 病毒颗粒,这种病毒颗粒携带了使正常细胞转化为肿瘤的遗传信息,因此将这种能诱导细胞转化的病毒称为病毒癌基因。用 *V-onc* 代表。目前已发现 20 种以上病毒癌基因。

2.细胞癌基因

在发现病毒癌基因不久后,从不含病毒的小鸡及其他哺乳动物基因中发现有与病毒癌基因的同源DNA序列,这种基因是正常的细胞基因。其表达产物与细胞的正常生长、增殖和分化过程有关,但易被某种基因激活,就会转变为有转化细胞活力的癌基因,称为细胞癌基因,用C-onc代表。

3.癌基因的检测方法

目前已发现大量的癌基因,与人类肿瘤相关的有10余种,其中ras基因是与人类肿瘤发生相关的基因中研究得最彻底的一种。

ras基因家族由3个密切相关的基因组成,即H-ras、K-ras和N-ras。ras基因在密码子12、13和61发生点突变都能使ras癌基因活化从而获得转化潜能,产生ras癌基因。具有转化潜能的ras癌基因广泛存在于多种肿瘤细胞系,有时亦存在于人的肿瘤细胞内。近年来还发现ras癌基因也存在于没有癌基因序列的反转录病毒诱导的肿瘤中,这些病毒能结合在细胞的原癌基因附近,破坏原癌基因的正常调控元件。检测可采用PCR结合寡核苷酸探针杂交技术。

(二) 抑癌基因的检测

细胞中有一种基因可以替代癌细胞的缺损功能,对细胞生长有正常的调节作用,这种基因称为抑癌基因。由于这种基因在肿瘤的发展中处于隐性突变(失活)状态,所以也称隐性抑癌基因。在正常情况下,抑癌基因对细胞繁殖有负调控作用。

$p53$基因是一个抑癌基因,大量证据表明$p53$基因的丢失、突变和失活与某些肿瘤发生密切相关。

抑癌基因$p53$会在染色体[17]P上发生点突变、缺失和重排,发生点突变的位点较多;染色体[17]P的等位基因丢失,常常伴随剩下的等位基因的突变,$p53$基因突变被认为可导致野生型肿瘤抑制功能的消失。$p53$基因突变引起的一个令人感兴趣的特征是突变蛋白质稳定性增加,与野生型蛋白质比较,其半衰期增加,这就引起突变的$p53$蛋白质在细胞核中堆积。

检测抑癌基因突变的新技术,常采用PCR技术结合限制性内切酶片段长度多态性分析和PCR技术结合单链构型多态性分析法。

大量研究已证实癌症发生的关键是正常细胞的基因组DNA发生了改变,基因改变是导致细胞生长发育的正负调控、平衡功能紊乱的分子基础。$p53$基因是抑癌基因之一,它的缺失或失活与肿瘤的发展有着密切的关系,对其检测和研究,可以阐明或揭示肿瘤发生的分子机制,对肿瘤的预测及治疗具有重要的临床意义。

在人类肿瘤中,$p53$抑癌基因的改变普遍存在,如结肠癌、肺癌、胃癌、乳腺癌、脑肿瘤、膀胱癌、软组织肿瘤、血液恶性肿瘤和淋巴系统恶性肿瘤(伯基特淋巴瘤、慢性淋巴细胞白血病、非霍奇金淋巴瘤)、食管癌、肝癌、白血病和口腔癌等,但各种肿瘤的$p53$抑癌基因改变的发生率不同,有50%~86%的结肠癌及45%~70%的肺癌出现$p53$突变型基因产物。

$p53$基因改变是最常见的基因变化,是肿瘤的基因改变的一个组成部分,因此,是鉴别诊断、预后评价和肿瘤筛选的有价值的分子标志。

三、端粒与端粒酶的检测

端粒是位于染色体末端的5′TTAGGG3′六联核苷酸重复序列,对于防止染色体丢失、重排、末端融合和DNA降解,以及维护染色体结构十分重要。当亲代DNA合成结束后,RNA引物就被降解,DNA修复酶类有填补缺口的作用,但与模板3′端结合的引物处理后却不能修复。但每次细胞分裂时,由于DNA聚合酶无法完全复制生成的空缺,而使尾随链的每一染色体末端将缩短50~200个核苷酸。正常细胞经有丝分裂后,端粒长度会缩短,当至某一特定界限时,细胞便停止分裂而凋亡。因而端粒可被认为是与细胞衰老有关的内部生物钟,端粒DNA丢失可被假设为细胞甚至可能是有机体衰老的基础。

端粒酶是一种核糖体核蛋白,合成端粒DNA以补偿每次细胞分裂所丢失部分,以维持端粒长度,保障染色体稳定性,延长细胞寿命,并可能达到细胞的永生化。人类端粒结构主要由3种亚单位构成:人类端粒DNA

亚单位(hTR)、人类端粒酶反转录酶(hTERT)和转录酶相关蛋白(TEPI)。最近端粒酶组分的基因已分别被克隆,研究结果表明hTR为端粒酶合成端粒DNA序列的模板;hTERT则是端粒酶催化亚单位,TEPI对端粒酶的调节作用尚不十分明了。

下面介绍几种端粒酶的检测方法。

(一) 端粒重复序列扩增技术

1994年,Kim描述了一种端粒酶活性的灵敏分析方法,称为端粒重复序列扩增(TRAP)技术。首先端粒酶(假若存在)将端粒重复序列(GGT-TAG)加至基质核苷酸3'末端;然后以PCR技术利用反向引物扩增延伸产物,生成起始于50个核苷酸并以6 bp递增的梯形产物。此后对其使用的放射性核素、耗时的聚丙烯酰胺凝胶电泳等检测技术进行了许多改进。

(二) 转录介导扩增-杂交保护技术

转录介导扩增(TMA)采用2种引物(始动引物、反向引物)和2种酶(T7RNA聚合酶、反转录酶)。首先将细胞提取物(含端粒酶)与TMA混合 I 液(含 Mg^{2+}、各种dNTP、始动引物、缓冲液等)混合后置于20℃水中温浴30 min;继而加入TMA混合 II 液(含 Mg^{2+}、各种核糖核苷三磷酸、反向引物、缓冲液等),混合后置于94℃水中温浴5 min,后冷至室温5 min,再加入酶混合物在40℃等温扩增75 min,产生数百万个RNA扩增子。杂交保护技术(HPA)采用吖啶酯标记寡核苷酸,其与端粒序列杂交,置于65℃水中温浴20 min,去除游离探针后,以化学发光仪检测。这种方法快速简便,线性良好,不需专用扩增仪,较少受到抑制物的影响,适用于临床开展。

(三) 定量逆转录PCR技术

早先端粒酶的表达方式均为阳性或阴性之分,定量逆转录PCR技术检测更有助于阐明端粒酶表达活性和基因调节水平。Gelmini等曾用超敏感性荧光染料与扩增产物反应,再以荧光光度计RF-540检测(激发波长480 nm,发射波长520 nm)每个样本的DNA浓度,再根据对照DNA稀释后制作的标准曲线(1～100 pg/L)来计算。

参考文献

/ REFERENCES /

[1]郭琪,王伟,汪领,等.红细胞沉降率、血清铁蛋白检测在肺癌诊断、病情评估中的应用价值[J].癌症进展,2022,20(13):1357-1359.

[2]胡云兵.血液细胞检验中的几点注意事项[J].家庭生活指南,2019(11):162.

[3]黄进宝,李红艳,兰长青,等.两种血清隐球菌荚膜多糖抗原检测方法在肺隐球菌病中的应用研究[J].中国真菌学杂志,2019,14(05):264-269.

[4]金灿灿.计算机辅助精液分析系统的性能评价[J].世界最新医学信息文摘,2017,17(37):120+123.

[5]孔嘉名.虎红平板凝集试验与试管凝集试验在布鲁菌病抗体检测中的应用对比[J].当代医学,2022,28(20):37-39.

[6]李俊虹,刘帮伟,陈飞,等.浆膜腔积液细胞形态学检测的临床价值和应用[J].云南医药,2022,43(4):18-22.

[7]李想,李萍.临床化学检验分析前质量控制的影响要素与策略[J].中外女性健康研究,2019(13):117-118.

[8]连建谦.关节腔积液实验室检查在痛风性关节炎诊断中的应用[J].检验医学与临床,2015,12(24):3740-3742.

[9]刘建,毛亚莉,刘勇,等.检验标本采集的主要注意事项[J].中国民康医学,2007(6):216+210.

[10]刘石锋,陈倩,洪广成,等.生物素–亲和素系统的应用研究进展[J].生物技术,2018,28(5):503-507.

[11]刘学政.酶联免疫吸附试验与胶体金法检测梅毒螺旋体抗体的

结果比较[J].检验医学与临床,2022,19(23):3283-3285.

[12]刘玉红.医学检验的重要意义及检验中的注意事项[J].人人健康,2022(11):32.

[13]马桂清.血液流变学检验及临床应用分析[J].中国保健营养,2013(1):458.

[14]潘麒羽,闫佳惠.多重免疫荧光染色技术[J].中国医学前沿杂志(电子版),2023,15(1):71.

[15]唐康,张赟,张春梅,等.基于雨课堂的酶联免疫吸附实验原理在线教学设计[J].中国免疫学杂志,2020,36(18):2261-2264.

[16]王昌富,张万胜,肖秀林.仪器法血小板计数及血小板减少的检验对策[J].血栓与止血学,2005(1):32-34.

[17]王丁泉.放射免疫分析发展历史和建议[J].同位素,2019,32(3):204-207.

[18]王微.临床检验中血细胞形态学检验的必要性分析[J].中国医药指南,2021,19(11):123-125.

[19]韦洪伟.化学发光免疫分析在临床检验中的诊断价值[J].中国当代医药,2022,29(29):149-151+156.

[20]向世迪.检验前列腺液在诊治性病后前列腺炎的临床重要性[J].医学信息,2005(12):1751.

[21]杨静,王义义.脑脊液细胞学新进展及临床应用[J].中国卫生检验杂志,2032(22):2810-2813.

[22]杨茜.质谱技术在医学检验中的应用概述[J].临床医药文献电子杂志,2018,5(38):194+196.

[23]鱼芳.CRP和血常规中白细胞计数联合检验在儿科中的应用价值分析[J].国际感染病学(电子版),2018,7(3):161-162.

[24]战芳.羊水检查的临床应用[J].现代诊断与治疗,2013,24(2):327-329.

[25]张文平,钟有添,王小丽.实验教学中双向琼脂扩散法的改进[J].赣南医学院学报,2005(2):283-284.

[26]张亚男.氰化高铁血红蛋白测定法对血红蛋白测定方法及临床意义[J].中国现代药物应用,2013,7(11):48-49.

[27]郑明军.免疫组织化学技术在病理诊断中的应用和要求[J].实用医技杂志,2014,21(4):396-397.

[28]郑铁生,李志勇.临床生物化学检验[M].厦门:厦门大学出版社,2022.